本草经典古籍校注丛书（第一辑）

李成文 总主编

本草思辨录

清·周岩 著

李成文 汪剑 谢洲 校注

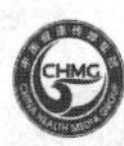

中国健康传媒集团
中国医药科技出版社·北京

内容提要

本书收载药物128种。分为4卷。周氏引经据典，集采名家之说，着重阐发药性理论，结合仲景经方举例，剖析病因病机，配伍应用规律，并解释经方方名。对研究《伤寒论》《金匮要略》及经方具有重要的参考价值。本书既可供中医药教学、科研人员参考，也可供中医爱好者参阅。

图书在版编目（CIP）数据

本草思辨录 /（清）周岩著；李成文，汪剑，谢洲校注 . -- 北京：中国医药科技出版社，2025. 8.（本草经典古籍校注丛书 / 李成文总主编）. -- ISBN 978-7-5214-4955-6

Ⅰ. R281.3

中国国家版本馆CIP数据核字第20244XC200号

美术编辑 陈君杞
版式设计 南博文化

出版 **中国健康传媒集团** | 中国医药科技出版社
地址 北京市海淀区文慧园北路甲22号
邮编 100082
电话 发行：010-62227427 邮购：010-62236938
网址 www.cmstp.com
规格 880×1230mm 1/32
印张 6 1/8
字数 180千字
版次 2025年8月第1版
印次 2025年8月第1次印刷
印刷 大厂回族自治县彩虹印刷有限公司
经销 全国各地新华书店
书号 ISBN 978-7-5214-4955-6
定价 25.00元

获取新书信息、投稿、为图书纠错，请扫码联系我们。

本草经典古籍校注丛书
（第一辑）

编　委　会

前言

本草始自神农，专著400余部，各书所录，皆有侧重，载药3000多种，涵盖2000多年研究成果，包括药物形态、产地气候、种植栽培、采收加工、炮制保藏、伪劣鉴别、寒热温凉、酸苦甘辛咸淡、气味厚薄、升降浮沉、归经引经、功效主治、配伍应用、毒性禁忌、处方用量、煎煮方法、冲服外敷、丸散膏丹、用药验案等，至今未能全部整理出版，难得一窥芳容。即使是已经影印出版的繁体竖排版本，也因没有校注而阅读不便，故不被世人所关注。

不读本草，焉知药性？昆虫草木，生之有地，根叶花实，采之有时，新陈不同，精粗不等，区分名实，炮制加工。金石类多主镇逆破坚；草本类多主散结利气，大约苗及茎升，根降，叶散，子攻，花润；虫兽类多主助运泄闭。形质虽一，气味不同，气味相类，形质则迥。气无形而升为阳，味有质而降属阴；气味皆有厚薄，气厚者为纯阳，薄为阳中之阴；味厚者为纯阴，薄为阴中之阳。气薄则发泄，气厚则发热；味厚则泄，味薄则通；气薄宜升，味厚宜降，轻虚者浮而升，重实者沉而降。味薄者升而生春象，气薄者降而收秋象，气厚者浮而长夏象，味厚者浮而藏冬象，味平者化而成土象。气厚味薄者浮而升，味厚气薄者沉而降，气味俱厚者能浮能沉，气味俱薄者可升可降。降中有升，浮中有沉，升降一体，浮沉兼收。五味之用，味酸者能涩、能收，味苦者能泻、能燥、能坚，味甘者能补、能和、能缓，味辛者能散、能润、能横行，味咸者能下、能软坚，味淡者能利窍、能渗泄。辛甘发散为阳，酸苦涌泄为阴，咸味涌泄为阴，淡味渗泄为阳，轻清升浮为阳，重浊沉降为阴。药物归经引经，或入太阳，或入少阳，或入阳明，或行太阴，或走厥阴，或走少阴之经。凡色青、味酸、气躁，性属木者，皆入足厥阴肝、足少阳胆经；色赤、味苦、气焦，性属火者，皆入手少阴心、手太阳小肠经；色黄、味甘、气香，性属土者，皆入足太阴脾、足阳明胃经；色白、味辛、气腥，性属金者，皆入手太阴肺、手阳明大肠经；色黑、味咸、气腐，性属水者，皆入足少阴肾、足太阳膀胱经。寒热温凉，虚实补泻，或阴或阳，或气或血，或攻或补，或表或里，或开或阖，或通或涩，或燥或润，或芳香辟秽，防疫散邪，悦脾开胃，化湿祛浊，行气活血，消肿散结，通经止痛，开窍醒神。总之，多读本草，辨识药性，纠偏避害，才能将兵。否则，虚实莫辨，攻补妄施；温凉杂撮，寒热倒置，方不成方，何能制敌，动辄得咎，草菅人命。

本草多以繁体竖排手稿、抄本流传，近有刻本，遗漏错讹，在所难免，很多本草专著不被人知，历代医家耗尽毕生心血研究本草的新发现、新认知、新成果，或总结的独特用药心得与经验，无法得到传承，后人未见前书，却又进行着重复研究，浪费大量的宝贵资源，严重地影响了中药学的发展与学术进步，并波及中医学的发展与进步，更给大众健康带来了不利影响。

本草古籍众多，文辞深奥，涉及知识面较宽，过往校注之书，仅重医理，文字误读、注释错误、用典不释、当释未释、遇难不释现象屡见。为此，我们专门成立《本草经典古籍校注丛书》编写团队，对其进行系统整理校注。组织专家学者认真梳理，遵从中医古籍整理规范，参考诸家注释，筛选其影响阅读，难以理解的字、词、人名、地名、官职、书名、风俗、方物、典故、病证、本草异名等，逐一考订，遇疑即解，拨冗歧义，附以书证，注重源流，言简意赅，深入浅出，通俗易懂，清晰准确，突出实用。避免应解不解、蜻蜓点水、望文生义、字面顺释、曲解附会、失注误注，为中药研究、应用提供基础支持。

本套丛书的出版得到了中国医药科技出版社的大力支持，在此表示衷心的感谢。

中国中医药研究促进会各家学说与临床研究分会会长

河南中医药大学教授　主任医师　博士研究生导师

李成文

2025年6月

校注说明

周岩（1832~约1905），字伯度，号鹿起山人，浙江山阴（今绍兴）人。幼从举子业，因病习医。曾任山西祁县、安徽舒城、江苏盱眙县令，因病归里。专心研读经典，推崇仲景、徐大椿、陈修园、尤在泾等历代名医，撰著《六气感证要义》《本草思辨录》。

周氏认为人知辨证之难甚于辨药，孰知方之不效，由于不识证者半，由于不识药者亦半。识证矣而药不当，非特不效，抑且贻害。前人读仲景书而不先辨本草，注释医圣书则略于用药心法，犹航断港绝潢而望至于海也。故于1904年撰成《本草思辨录》，选取《伤寒杂病论》中药物128种，仿《本草纲目》排列，厘为四卷。根据仲景立方用药精义，引经据典，集采名家之说，着重阐发药性理论，结合经方举例，剖析病因病机、配伍应用规律，并解释经方方名，注重临床，突出实用，权衡法度。对研究《伤寒论》《金匮要略》及经方用药具有重要的参考价值。

本次校注以光绪三十年甲辰（1904年）山阴周氏微尚室初刻本为底本，以1936年《珍本医书集成》本、1987年中国书店影印本为校本，参考1960年人民卫生出版社铅印本、《伤寒论》《金匮要略》等版本进行校注。

校注原则如下：

◆校勘方法以对校、他校为主，本校辅之，底本疑有讹误，而对校、他校又无旁证可采者，酌情用理校或存疑待考。

◆凡繁体字、异体字、俗写字、古今字，或有案可稽的古讹字，一律径改为规范简体字。

◆凡因形体相似，或增笔，或缺笔，或连笔等而误写误刻的文字，如“正、“止”“若、苦”“今、令”“灸、炙”，“且、旦”，千、干”，“日、月、曰”“太、大、犬”“己、已、巳”“人、八、入”“戊、戍、戌”“未、末”“胎、苔”“藏、脏”“府、腑”之类，若属明显讹误而无疑义者，径改不出注。若遇难裁断是非或疑似之间者，不改原文，出注说明。

◆凡疑难字，生僻字，通假字，容易误解的异读字；词义费解，或有歧义、僻义者；古代常用固定词汇或成语，而不符合今人习惯用语者；不常见、不常用的联绵词，或有歧义的虚词；本草别名、病证名、地名、官职、医家、书名等出注解释。

◆凡历朝避讳字，一律保持原貌，前人已改之字不回改，缺字不增补，但缺笔字补正。其中因改字影响文义之处和改人名处，均出注说明。特殊情况根据语境和文义处理。

◆因书改横排，原书右、左等表示方位词上、下之义，或前后文关系的，径改为上、下。

◆校注侧重于解释字词、人名、地名、方物、著作等方面，力求简明扼要，不作繁琐考证。

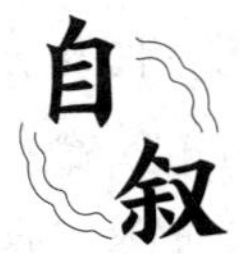

自叙

医可易言乎哉！在圣门[①]曰小道，在史家曰方伎。顾[②]所谓小道者，特视大学之道[③]，位天地育万物为小焉耳。神圣作之于前，贤哲述之于后。李唐而降，斯道寖微[④]。非实有至精至神，方可与斯之一境，胡[⑤]为史册所载，代不数人，若仓公、扁鹊、华元化[⑥]一流，则更无代兴而特起。江氏艮庭有云，孔子圣无不通，焉有不知医者。自牖执手[⑦]，切其脉也，而孔子教人游艺，如《礼记疏》所称《夫子脉诀》，卒未闻传之其人，岂真以方伎而贱之，盖其慎

① 圣门：圣道之门，孔子门下，此指儒家。

② 顾：文言连词，表轻微转折之义，相当于“而”“不过”。

③ 大学之道：儒学经典《大学》开篇的第一句，此指儒家之学问。

④ 寖微：逐渐衰微。

⑤ 胡：疑问代词，义为“为什么”。

⑥ 华元化：即华佗，亦名旉，字符化。沛国谯县（今安徽省亳州市）人，三国时期名医。传著有《中藏经》。《三国志·华佗传》：“华佗，字符化……一名旉。”

⑦ 自牖执手：语出《论语·雍也》，孔子从窗户伸手握住伯牛的手。

也。忆余幼时曾以春温误服麻黄，致举室怔营[①]。迨咸丰丙辰，以副车入赀[②]为比部主事，留滞京邸，又以寒痢为医投凉剂而误。更医复然，危状迭见。赖友人检方书鉴前弊而拯之，得以无虞。余于是始有志于医。恒诣厂肆[③]购书，置之几案，朝夕披览，虽至困甚，亦冀鬼神来告，不悟彻不已。久之为人疗病，时或幸中，谬窃虚誉。然自甲子改官邑令[④]，所宰晋祁皖舒[⑤]，皆地当孔道，差务络绎，又不用门丁一人，事无巨细，靡不亲裁，计束医书高阁者，凡十八年，洎[⑥]壬午调任盱眙[⑦]，自分无治剧才，甫捧檄[⑧]，即乞疾而归，戢影蓬门[⑨]，无以遣日，则复取群籍，研求加邃。乃喟然曰：余向之于医，犹门外汉耳，今其或者可与入门矣。夫学问之道，不外致知力行两端医，何独不然。致知之书，如《素问》《灵枢》《本草经》尚矣。而《伤寒论》《金匮要略》，则又南阳先师[⑩]本致知以为力行之书，《灵》《素》《本经》，悉括其中。学者能

---

① 怔营：语出《晋书·卷四十二·王濬传》："惶怖怔营，无地自厝。"惶恐惊惧的样子。

② 副车入赀：指通过缴纳钱财来获得做官的资格。在古代，特别是秦代，有时会允许民众通过向国家缴纳一定数额的钱财（即"赀"，通"资"）来换取官职或爵位。

③ 厂肆：指作坊或商店，此指书市或书店。

④ 邑令：即县令。

⑤ 晋祁皖舒：晋祁，山西的祁县；皖舒，安徽的舒城。

⑥ 洎（jì）：及，到。

⑦ 盱眙：古代地名。今江苏省西部。

⑧ 捧檄：为孝顺母亲而放弃仕途。典出《后汉书·刘赵淳于江刘周赵列传》，东汉人毛义因孝顺母亲而接受官职，也因母亲去世而辞职。

⑨ 戢影蓬门：指闭门隐居。戢，收敛；蓬门，即柴门，用树枝、荆条等编成的简陋门户，象征贫寒人家。语出明代周楫所著《西湖二集·忠孝萃一门》："戢影蓬门，不通户外之事，虽生机只如此。"

⑩ 南阳先师：指医圣张仲景。因家居河南南阳，故尊称为南阳。也如宋代朱肱曾将其《类证活人书》改名《南阳活人书》。

即是而寝馈笃好[①]之，积以岁月，真可引伸触长[②]，施用无穷，然而谈何易也。人知辨证之难，甚于辨药，孰知方之不效，由于不识证者半，由于不识药者亦半。证识矣而药不当，非特不效，抑且贻害。窃怪古来注仲圣[③]书者，无虑数十百家，独于方解，鲜精确澄彻。其故在本草之学，自来多不深求，识本草如是，遂视方义亦当如是。于古人因证施治之微旨，去而千里矣。读仲圣书而不先辨本草，犹航断港绝潢而望至于海也。夫辨本草者，医学之始基，实致知之止境，圣人列明辨于学问思之后，其功自非易致。谫劣如余，何足语此，然而遐轨勉蹑[④]，乐岂辞疲[⑤]，秉烛之明，岁有增益。自戊戌春有六气感证要义之刻，嗣于药用有心得者，即征诸方，方义有见及者，并印以药，弗明弗措，惟竭吾才[⑥]。今又六更裘葛[⑦]，取所著稽[⑧]之，得药百二十八味，聊依《纲目》编次，厘为四卷。大抵援据仲圣两书，而间附以他说他药，随手札记，

---

① 寝馈笃好：语出清代钱谦益的《〈三良诗钞〉序》："吾邑顾子方先生寝馈笃好于此。"意为对某事物的强烈兴趣。

② 引伸触长：语出《易·系辞上》："引而伸之，触类而长之。"指从某一事物的原则，延展推广到同类的事物。

③ 仲圣：指张机，字仲景，南阳（今河南南阳邓州市）人，东汉著名医家。著有《伤寒杂病论》，被后人誉为医圣，亦称仲圣。

④ 遐轨勉蹑：遐轨指远大的轨迹或志向，勉蹑指努力追随。遐轨勉蹑指积极向上、努力追求。

⑤ 乐岂辞疲：即乐此不疲，快乐哪里会因劳累而推辞呢？

⑥ 惟竭吾才：语出《后汉书·董卓列传》："然则英雄之才，虽处困厄，亦当自奋，况吾方当盛明之世，岂可不以功业自厉，惟竭吾才，以济时变。"意为竭尽自己的才能。

⑦ 六更裘葛：语出《幼学琼林·卷二·岁时》："六更裘葛，具知春秋冬夏。"此指经年累月。

⑧ 稽：本义为停留，迟延。引申为囤积，贮存。

殊无体例。余老矣，值时局之艰虞，念儒冠[①]之多误，是惟弓冶[②]，可得蝉嫣[③]。爰命[④]孙儿智浚，录付剞劂[⑤]，以垂来许，并问世焉。若云臧否人物[⑥]，以自表异，斯医工之故习，而非余之所敢蹈尔。

光绪三十年甲辰夏四月，鹿起山人周岩自叙于微尚室

时年七十有三

---

① 儒冠：古代儒家学者所戴的一种帽子，此借指读书人。

② 是惟弓冶：语出《礼记·学记》："良冶之子，必学为裘；良弓之子，必学为箕。"此指继承先辈事业。

③ 蝉嫣：语出《汉书·扬雄传上》："有周氏之蝉嫣兮，或鼻祖于汾隅。"颜师古注引应劭曰："蝉嫣，连也，言与周氏亲连也。"即连续不断。

④ 爰命：命令。

⑤ 剞劂（jī jué）：指雕版印书。

⑥ 臧否人物：语出刘义庆《世说新语·德行》，指评论人物好坏。

目录

绪说

《本草思辨录》甫授梓，适有客以彼都近事医会相告，窃不自揆，为发其蔀，而余夙尝欲辨不果者，至是亦纵言及之，名之曰绪说，列为卷首，欲学者知审择端趋向也。

医虽艺术，而深诣甚难。西医挟形质之说，蔑视我中医；而中医之厌苦其难者，得彼说则大喜，相与扬西而抑中。不思古圣垂示气化，实由洞明形质；而西医解剖形质，何从窥见气化。故西医之在中国，能疗内证大证为遐迩传颂①者，不少概见。乃求医者并不竞慕②乎西，而业医者反欲自弃其学。今且狂澜③特起，有訾④《黄帝内经》《神农本草》，南阳先师《伤寒论》《金匮要略》，为谬、为荒诞、为羌无故实⑤者矣。此等妄谈，岂足撼数千载而上悬诸日月不刊之圣经，而独惜夫相将入火坑者之甘为众盲也。

---

① 遐迩传颂：远近都传扬称颂。

② 竞慕：竞相仰慕。

③ 狂澜：猛烈的大浪，比喻险恶的局势。

④ 訾：本义为不想使其上级满意。引申指诋毁，说别人的坏话，厌恶，增恨，指责。通“赀”，指计算，估量。又引申指考虑。又通“资”，指钱财。通“恣”，指放纵。通“疵”，指疾病，又比喻缺点。

⑤ 羌无故实：本指诗文不用典故或无出处。比喻没有根据。羌，为文言助词。

《素问》九卷，有王太仆[①]补足者一卷。《灵枢》一经，或疑即王氏窃取素问为之。近人何西池，尝静坐数息，每刻约得二百四十息，以灵枢日夜计一万三千五百息为不经。此类固间有伪托，《灵》不如《素》，《难经》又不如《灵》《素》，要在人分别观之；而其中渊理不可思议，体之人而实万无不验者，已数千载奉之为圭臬，岂癖嗜耶，抑别有所希耶。非人愚而我独智，盖彰彰明矣。今不商量加邃，而徒以风会所趋，创为丧心病狂之举，诚世道之隐忧，可为太息者矣。

《伤寒论》《金匮要略》直可上拟圣经，不当与诸医书同论。医书汗牛充栋，大抵下驷[②]十之七，中驷十之二，上驷十之一。上中驷之书，无不由研求《内经》与仲圣书而出。今贱中医贵西医，而治病则仍以中医，上中驷之书，已为彼所唾弃，其将于下驷书求进步乎，必不能矣。

医家故习，每好议前人之失，而己亦不能无失。然皆其人勇于卫道，矫枉过正，或隐奥之义，所见不同者有之；未有毫无学问，医亦走方者流，因得见脏腑，遂谓道即在是，敢以无理之诟争，上侮古帝昔圣[③]，如著《医林改错》之王清任者，可谓谬妄之至矣。试历举而论之；第一篇脏腑记叙，开口即以宋元人脏腑图论，与内经混驳一番。脏腑图论原不足取，乃其与内经并举，概称古人，其胸中无黑白可知。谓古人错误者不一而足，而不言其所以错误。忽指称《灵枢》曰，手少阴三焦主乎上，足太阳三焦主乎下，而灵枢实无其文。尤可笑者，谓黄帝虑生民疾苦，平素

① 王太仆：即王冰，号启玄子，唐宝应（762–763年）年间为太仆令，故后世称其为王太仆，唐代名医。著有《补注黄帝内经素问》。

② 下驷：驷（sì），本义为古代一车所驾之四马或驾四匹马的车，下驷即劣马，此处比喻水平不高的医书。中驷、上驷分别指代中等水平、高等水平的医书。

③ 古帝昔圣：黄帝，此指《黄帝内经》。

以灵枢之言，下问岐伯鬼臾区，故名素问。尤可忿者，谓二公如知之的确，可对君言，知之不确，须待参考，何得妄对，遗祸后世。庄子有言：哀莫大于心死。其殆言未出而心先死者欤！第二篇会厌左气门右气门卫总管荣总管气府血府记，按此篇记其所见，不为不详。谓出气入气吐痰饮津涎，与肺毫无干涉，古人误以咳嗽等证为肺病。肺管两旁，有左右气门两管，下至肺管前半截处，归并一根入心。从心左后下行至肺左，过肺入脊，复下行至卫总管。卫总管有对背心两管，有对腰两管，有腰下两管，腰上对脊正中，有十一短管，痰饮在管中，由管中之气上攻行过心，由肺管前出左右气门，接卫总管之下。气管之多如是，痰饮究从何管上至两气门，何者从左出，何者从右出，其不言者，是仍不知也。谓卫总管俗名腰管，腰上长两管，一管通气府，气府是抱小肠存元气之物。元气即火，元气足则食易化，虚则难化。然则元气在小肠外，能化小肠内之食，气管在肺外，肺不能化气管内之痰饮，有是理耶。经言脏者藏精气而不泻，惟肺管清虚，故能运管外之痰饮，否则肺管已为痰饮塞满，何问痰饮。清任不知此理，宜其以肺为无用之死脏也。第三篇津门津管遮食总提珑管出水道记，接第一篇饮食由小肠化粪一段，宜并入此篇。与第四篇脑髓说，余俱有论列下。第五篇气血合脉说，人之有脉，与脉之可以验病，断不出内难经所言。清任谓人身气管出气，血管藏血。脉从气出，无与血事。手腕肉厚者脉短，薄者脉长。大小者虚实之分，急慢者寒火之分。不知气与血若不相贯，则人为呆物；脉非指下难明，则人皆知医。又谓古人论脉二十七字，余不肯深说者，非谓古人无容足之地，恐后人对证无谈脉之言。此冀掩其短而适自暴其短，书中证治数十条，所以无一字言脉也。第六篇心无血说，西医谓心内有左右四房，皆有管窍，为生血回血之用，正与《内经》说合。而清任以心为气出入之路，其中无血。又云猪心刺破，则腔子内血，流入于心；不刺破之心，内并无血。是以盆盎之盛水比心。心非腑，焉能盛血。清任于图内肝下亦注绝不能藏血五字。古书岂得呆看，经不又云脾藏肉乎，吾知清任必更骇之矣。卷末附辨方效经错之源，论血化为汗之误一篇。仲圣麻黄桂枝两汤，清任改其文为麻黄汤治头疼、身痛、项强、发热、恶寒、干呕、无汗，桂枝汤治证如前，而有汗。谓伤寒初得，头疼、身痛、项强、发热、恶寒，未有两胳膊两手不疼痛发热恶寒者，用麻黄汤，亦未有周身皆愈而独不愈两胳膊两手者。岂不是方虽效而经络实错之明证。改仲圣文而又坐仲圣以过，何便宜乃尔。按项强为阳明病，四肢烦疼为太阴病，断非初得时所兼有，时疫则有之，方不的对而病竟愈，亦往往有之。庸医所得以售技者在是，自矜者亦在是。要知仲圣为天下后世立法，不能为庸医诡遇也。谓有汗是伤风，从未见桂枝汤治愈一人。伤风岂定是有汗？桂枝汤不能治伤风，近世医者多有此论，而不知其故由本领不济乎。清任以桂枝汤不效，因头疼、身痛、发热、有汗非伤风证。此与桂枝汤别一条头痛、发热、汗出、恶风者桂枝汤主之，似乎无异，而非无异也。仲圣不言脉者，以太阳病汗出恶风者脉自浮也。为问果太阳病乎？脉浮恶风乎？不言身痛者，以太阳病头痛发热汗出恶风而又加身痛，则桂枝汤宜加减也。何为而不加减乎？己不细审而遽责效于桂枝，可乎不可！又有奇者，清任用桂枝汤而尚不知为何证，曰非伤寒证也，乃吴又可所论之瘟疫也。又教其侄曰，欲明伤寒，须看吴又可论。是清任固尝读又可书者。又可因其时疫气流行，时师多以伤寒法误人，故著瘟疫论一书。清任时亦疫气流行，胡为以桂枝汤治疫气。夫疫气与疫气不同，其殆用又可法不应而用仲圣法，用仲圣法又不应而复用又可法乎。若然，则无往不误矣。谓目痛鼻干不得眠，是邪热上攻头脑之证，仲圣以葛根汤治之，又是方效经错之明证。按伤寒论葛根汤证，何尝如是。《内经》有阳明主肉，其脉夹鼻络于目，故身热目痛鼻干不得眠之文，活人书二问亦有之，并不言宜葛根汤。葛根汤治此证，则是陶节庵[①]《全生集》，于葛根汤加白芷升麻，云即葛根解肌汤，其证尚有发热、头痛，微恶寒、无汗、脉微洪等字。清任既不知阳明病之脉证为何，而又张冠李戴，妄诋仲圣，昏蒙殆无其比。谓人生气血两管，气管通皮肤有空窍故发汗，血管通皮肤无空窍故不发汗。是知汗非血化，汗固非即是血。然汗为心液，亦血中之热气所蒸而成。故夺汗者无血，夺血者无汗，试无不验。夫血既蒸为汗，则已由静之动，故能透毛孔而出。若汗出而血亦出，或无汗而血自出，则血应静而不静，不为阳之守也。其义皆在《内经》，清任何足以知是。

泰西[②]一切艺术，竭其智能，孜孜不已，无废于半途。其医于内证虽未见擅场，苟参以中国经训，探本穷源，亦必有登峰造极之诣，如中国卢扁[③]其人者。吾中国医流，有恒者鲜，每读一书，旨趣未得，辄生疑畏，故往往古籍遗亡，不可复见。至内科之有器，更未之前闻，而不知古固有之。其在宋重医学之日也，四库全书提要载，周密《齐东野语》曰：尝闻舅氏章叔恭云：昔倅[④]襄州日，尝获试针铜人，全象以精铜为之，腑脏无一不具，其外腧穴，则错金书穴名于旁，凡背面二器，相合则浑然全身，盖旧都用此以试医者，其法外涂黄蜡，中实以水，俾医工以分折寸，案穴试针，中穴则针入而水出，稍差则针不可入矣，亦奇巧之器也。

---

① 陶节庵：即陶华，字尚文，号节庵、节庵道人，余杭（今属浙江杭州）人，明代名医。著有《伤寒琐言》《陶氏家秘》《伤寒杀车槌法》《伤寒一提金》《痈疽神验秘方》。

② 泰西：泛指西方欧美国家。

③ 卢扁：东周名医秦越人，号扁鹊，因家居于卢，又称卢扁。

④ 倅：任郡县副官。

后赵仲南归之内府，叔恭尝写二图刻梓以传焉，今宋铜人及章氏图皆不传。按此则西洋蜡人形，不过具有体质，而兹并腧穴用针之法，悉寓其中，智巧亦何逊西人。今虽不可见矣，然吾中国近年杰士奋兴，创制奇器者，亦颇有之。苟其挽医学之颓波，复铜人之巧制，施之证治，用彰明效，医林之幸，正不独医林之幸也。

唐氏容川①所著《中西汇通医经精义》一书，持中西之平，阐造物之秘，洵为有功医学，余复何赘。兹读中西书若有所得，有可以翼唐氏书者，敢抒其一得焉。阴者藏精而起亟，故肾之精华，必聚于上，上为末而下为本，西人谓脑主知觉，心不主知觉，是但见其上之精华而不见其下之蕴蓄也。是不知阴为阳守，阳为阴使也。阴阳动静之理，吾中医亦岂能测识，所幸者有神圣之遗经耳。医至今日，可谓逸矣。西医自中国周烈王时即有解剖之学，至今析极毫厘，何如其旁，而不知犹是迹象也。内科理法云，凡人愈留心，则知觉之事愈明。又云；凡能留心者，视物较清，后亦易记。不曰留脑而曰留心，可见主权自属于心。又全体通考云：脑筋由心丛而来，其丛乃脊髓百结两根之所为。脑筋既根于心丛，自属心主知觉，脑髓听命于心。此可譬之电线，心发电，脊过电，而脑其至所也。盖肾生精化髓而输于脑，心以阳而为肾之使，理固如是。必泥迹象以求，则所谓铜山西崩，洛钟东应②者，西医必更斥其诞矣。饮食入胃，分清浊两路而出，非经中间泌别不可。唐氏引西说饮水入胃，即散走膜膈，以明水之不入小肠。然小肠岂是专受谷食者。全体通考论胃与小肠篇，皆中有糜粥字，是胃

① 唐氏容川：即唐宗海，字容川，四川彭县（四川彭州）人，著有《中西汇通医经精义》《血证论》《痢症三字诀》《伤寒论浅注补正》《医易通说》等。

② 铜山西崩，洛钟东应：典出南朝·宋·刘义庆《世说新语·文学》：“殷荆州曾问远公：‘《易》以何为体？’答曰：‘《易》以感为体。’殷曰：‘铜山西崩，灵钟东应，便是《易》耶？’”比喻同类事物互相感应。

与小肠，明系水谷杂居，外受相火之蒸化，说较胜矣。而于水谷之纳入输出与泌别若何，则一字不题，殆未能了了也。此当以我中国圣经为断，曰：五谷入胃，其糟粕精液宗气，分为三隧；又曰：中焦亦并胃口出上焦之后，此所谓受气者，泌糟粕，蒸精液，化其精微，上注于肺。按泌别在中焦，当即西医之谓连网，王清任之谓津门者是。水不尽散膜膈者，为其分三隧也。夫水谷经胃与小肠蒸化而后，所余皆弃物，其扬帆直下可乎？而清浊有异也，又乌得不泌别。此又圣经明告之矣，曰：水谷者常并居于胃中，成糟粕而俱下于大肠，济泌别汁，循下焦而渗入焉，杨上善注云：下焦在脐下，当膀胱上口，主分别清浊而不内。自来医家，从不言有两泌别者，圣经实尝言之，理亦诚然。然则泌别在下焦何处乎？西医谓肾主生溺，其图将肾竖割之，内有万锥漏斗肾盏等名，下有溺管，肾之外廓，亦无进溺之口，溺固为肾生矣。然余不能无疑焉。凡人饮水多者溺多，少者溺少，明系溺由饮来，一也；所饮之水，若全不化溺，必将有肿胀泄泻等病，二也；溺待肾生，势必不给，三也；肾生之而旋泻之，竟无所用，四也。西医因何致误，殊不可晓。唐氏谓左右两肾系有窍最深，贯脊骨，通三焦，复有两管下接膀胱。若然，则水从中焦下焦而下者，皆历肾系抵膀胱，肾系实为泌别之处。经言少阳属肾，肾上连肺，故将两脏，是合三焦与肺之力以施其伎巧。故知此处泌别，最有关系。《内科理法》[①]云：肺与皮肤出气多则溺少，出气少则溺多。此即《内经》气化斯出之理，膀胱惟无上口，所以溺出必待气化。乃西医言有上口，而王清任曾谛视者，又言无上口，其殆有上口亦在包膜中，非气化不出者欤。

自西医脑髓司知觉之说，行于中国，而中国人不察，信之者

① 《内科理法》：19世纪英国人虎伯所撰内科著作。

众。试更论之。肾精生髓，由脊入脑，犹草木果实之结于顶上。余考西医每云脑筋从某来者，多是上来至下，以本为末，以末为本，其弊实由于是。然即其说还叩之，亦有可正其非者。肾有髓质，西医言之不一，他处无有，肾上核则言脑筋极多，非髓由肾生而何？中国谓心系贯脊属肾，而西医亦谓心丛乃脊髓百结两根之所为，非心与脑相通而何？西医言脑有透明之密质，心房之里膜，亦言薄滑透明，非脑之明根于心之明而何？此皆见于全体通考者。抑内科理法不云乎，背脊髓不通于脑髓，即不知觉。是又隐以脑髓为不司知觉矣。大凡西人之性，最长于化学，其习医亦无非化学。诘以阴阳五行之理，人身十二经脉，奇经八脉，营卫溪谷之游行出入，则茫然无知，即告亦不信。中外天资之限人若是，所不可解耳。

《全体通考》①德贞氏自序，以中医为守旧，为妄作。实乃坐井观天之见。善守旧者，其旧皆不可变之天道，惟笃守而精研之，新义斯出。今日之中医，非守旧乃弃旧耳。弃旧故妄作，非德贞氏之所谓妄作。吾慨夫以西人之智而惟斤斤守解剖之学也！解剖至此，形于何遁，然但见其所可见而不见其所不见。气之帅血，犹君之帅臣，夫之帅妇，此理岂尚有可议。乃德贞氏不信，而转疑帅气之无物，盖剖胸则止见胸，剖腹则止见腹，局守形质之弊，必至于此。自序又极诋中医脾动磨胃之说。脾磨曰动，此中医之谬谈，不出于古经。脾伤不磨则有之，脾若不能磨食，则消化之具，何以脾列其内，非彼之所自为者乎。德贞氏悯中国之无良医，而欲中国立剖验之馆，用心良厚。不知中国古昔未尝不行此术。太素有云：若夫八尺之士，皮肉在此外，生可度量切循而得，死

① 《全体通考》：作者亨利·格雷，原先发表书名是《格雷解剖学：描述与外科》，于1858年出版于英国，并于次年在美国发行。1886年（光绪十二年）由同文馆出版，译者为同文馆医学与生理学教习德贞。

可解剖而视。下文即继之以人之所以参天地而应阴阳，不可不察。古圣惟不专讲解剖，是以医学得诣于至极。西医之短，即在其守旧不变，吾知西医居中国，待多历年所，必有读中书而翻然改计者矣。

人身阴阳，无判然各具之理，阴阳虽分左右，而左亦有阴，右亦有阳，故经言左右者阴阳之道路，不言左者阳之道路，右者阴之道路。大抵肝木自左生心火而上升，心火克右之肺金协胃而下降，胃亦金也。《管子》左者出者也，右者入者也，正与此合。水生其木，而肾之真阴偏位乎左，以坎为阴中之阳也。火生其土，而肾之真阳偏位乎右，以离为阳中之阴也。盖生土者命火，而克土以腐熟水谷者，少阳之木火。肝与胆皆木也，故弦为肝胆两经之脉，而皆见于寸口左关。近世西医有肝右之说，而中医亦从而和之，于义实无所取。且肝亦何尝居右也，肝居脊之正中，而胆藏其右叶，则左叶自当为肝之正体。天地之道，左阳而右阴，肝得少阳生气，亦必左出而右入。诊肝脉于右关则谬矣。周慎斋[①]主肝右者也，云一人病左胁痛，后传之右当不起，痛传于右，邪入脏矣。噫，岂其然乎！？胁痛在右者比比，未闻一痛即死。此必其人肝病已深，移右而并戕其胆，生机全灭，故即不起。《伤寒论》循衣摸床、微喘、直视，云脉弦者生，涩者死。非以弦为有生机乎。又有以右胁痛为肺病者，肺居膈上，胁非其部，亦未闻小柴胡汤不治右胁痞硬也。郑氏康成驳说文云：今医病之法，以肝为木，心为火，脾为土，肺为金，肾为水，则有瘳。若反其术，不死为剧。郑氏以儒而知医，此可为医者当头棒喝矣。

民非水火不生活，人身五行亦惟水火尤贵。经云，一水不胜二火。所谓一水者，先天肾藏之水也，坎中一画为阳，火即生于

① 周慎斋：即周之干，字慎斋，宛陵（今安徽宣城）人，明代名医。著有《慎斋遗书》《医家秘奥》。

其中，与后天木火为二。水阴也，火阳也，阴静而阳动，人之动作云为，全赖乎火，经所以有君火相火之名也。自来医家，于此二义，各执一说，纷纭莫定，或以君火属命门，或以相火属心包络，或以君火专属肝肾，或以相火专属三焦，或谓君火生右尺相火，或谓相火为元气之贼，不知其于经旨实悖也。经云：君火以明，相火以位。王注谓：君火在相火之右，不主岁运。相火守位以禀命。君相二字本不费解，盖犹人君端拱而无为，相臣协赞以宣力，故一主岁运，一不主岁运。然则君火果何指也。经云：圣人南面而立，前曰广明，后曰太冲，太冲之地，名曰少阴。以南面与太冲之义揆之，少阴自当谓足经。相火果何指也。经云：少阳之上，相火主之。少阳亦当谓足经。虽然，肾为坎水，而其所藏之火，实与心之离火相应。心以肾为体，肾以心为用。君火实兼手少阴心，视守位禀命之相火，则大有不同。故少阴之上，热气主之，不言火气主之。火气以少阳主之者，明乎其为臣也，非火与热有二也。夫君火兼有两经，未尝专属心，相火亦兼有两经，自以三焦配胆。或疑六经惟三焦不言何火，心包络不言何火。心包络非君火，三焦安得为相火。曰：三焦主出纳，主腐熟水谷，皆火之所为。其火即少阳木火也。心包络乃心之宫城，专于卫心，主权不属，然其托体甚高，亦不下侪相火，故君火相火两无所与也。前人惟张戴人[①]识此意，曰：人之心肾为君火，三焦胆为相火。王宇泰[②]采入《证治准绳·消瘅门》，不知戴人尚有论否。赵养葵偏见之重，与戴人同，其识高之处，亦有可节取者。赵以命门火为水中之火，君主之火。谓应事接物者心，栖真养息者

① 张戴人：即张从正，字子和，号戴人，金代睢州考城（今河南省兰考县）人，金元四大家之一。著有《儒门事亲》。

② 王宇泰：即王肯堂，字宇泰，一字损仲，号损庵，又号念西居士，金坛（今江苏金坛县）人，明代名医。著有《证治准绳》。

肾。肾尤重于心。赵虽未知手足少阴皆为君主之义，论亦前后不符，而此数语，却暗与经合。试更为引伸以足之；先天之火，有南面之尊，安得不为君火，惟持有应务接物之心；故得以栖真养息。火则同出一源，故同为君火。至赵用八味丸治多病，不可为训。而八味丸补水中之火，则是正方。盖水中之火，不宜偏用阳药，有桂附必得有萸地。若肾中中有寒邪，则宜以姜附驱邪，如四逆汤之类。恐水中之火出而相拒，则加胆汁人尿以靖之，不加壮水药。此仲圣本经立方之旨也。后人用其方，而并得其旨者盖寡。《证治准绳·发热门》，肾虚火不归经，用十全大补汤吞八味丸一段，王氏谓水中之火不可以水折，故巴蜀有火井焉，得水则炽，得火则熄。桂附固治相火之正药也，以桂附为正药而譬之巴蜀火井，则其于水中之火之治法，犹未深知。岂忘乎十全大补之有归地，八味之有萸地乎。相火关乎人身之重，犹国之重赖乎相，盖其秉东方甲木之气，人身得之，则四时皆春，生机不息，经之言少火即此火，肝则非其比也，肝为厥阴，厥阴之尽，主疏泄而下降。人或以相火属之，由其视相火为肾火也。夫阴阳之道诚难言耳，以心与肾较，则肾火主静，而心火主动，以心肾与胆三焦较，则君火主静，而相火主动。君火所以属少阴者，照四方而神蕴乎内也；相火所以属少阳者，生万物而功普于外也。经之所已言者，吾以文绎之；经之所未言者，吾以意逆之。庶乎其不至逞臆说而失真理也。

《素问》以工不知标本为妄行，而标本之属不一，自启元于注《天元纪大论》，以三阴三阳为标，寒暑燥湿风火为本，而后世奉为金科玉律，实乃大误，不容不辨也。夫阴阳者，无形之六气，六气者有形之阴阳，绝无分于上下，安得别之为标本。经之言曰：寒暑燥湿风火，天之阴阳也，三阴三阳上奉之。明明以寒暑燥湿风火，指为三阴三阳，对下下应而言，故曰上奉。又曰：积阳为天，积阴为地，天地且阴阳之所积，若论标本，阴阳不更为本乎。窃尝统览全经，凡言标本，皆判若两物，敢以经文一言蔽之曰不同。肾与肺，病与工，先病与后病，其不同之显著者不具论。少阳之右，阳明治之云云，此申明左右有纪，以不同之间气为标也。少阳之右，火气治之云云，此申明上下有位，以不同之六承气为标也。按此两言气之标，皆不同于本。故下结以本标不同，气应异象两语。若空说本不同标，标不同本，何至有此骈枝。不同二字，自须著眼。其次一气之标，词句佶屈，罕得其旨，高士宗《素问直解》[1]，以六气为上一位，中见为中一位，三阴三阳为下一位。阴阳六气，本属一家，乃擘分两下，杂入中气于中，可发一噱。亦足征王注之误人，其弊必至于此。玩所谓本也一句，不著于中见阳明之上，而著于其下，尚得撇中气于本外乎。著气之标一句于见之下，尚得谓标气不在中见之下乎。中见与本，因互为表里，故俱得为本。不能无表里之分，故中见为本之下。本之下，中之见两句，义盖如是。在见之下者，则舍六承气而奚属。观新校正以此与六承气一节，均引《六元正纪大论》为证，亦隐然见及之矣。或曰：厥阴之上，风气主之，风气在厥阴之上，故厥阴为标。不知此上字，犹蔡邕独断所谓上者尊位所在也，与上下之上有别。不然，子午之岁，上见少阴，何以不云下见少阴。子午之上，少阴主之，何以不云热气主之。观所谓本也是谓六元，两句连下，厥阴之上风气主之等句，亦两句连下，本字兼顶三阴三阳，玩味之即见。王氏惟误认标本，故其注《至真要大论》也，强名其标本之同异，以阴为寒，阳为热，有本末同，本末异之说。天地造化之机，其阴阳错综，难以迹求。少阳太阴，看似本末同矣，而甲木与乙木同气，厥阴非阳，己土与戊土同气，阳明非阴，

① 《素问直解》：《内经》著作。清代医家高世栻著，为《黄帝内经素问》重要注本之一。

同之中暗藏有异。少阴太阳，看似本末异矣，而肾水亦阴，小肠火亦阳，异之中兼寓有同。况经有六而以寒热概之，标本多寡相悬，且绝无界画可守，恐无此颟顸之经文。历考医集以表里先后之类分标本者，皆燦若列眉，不稍淆混。依王说列六经标本，则皆意为分隶，按之各家，互有出入，信乎王说之不可为典要也。然则六气标本所从不同者何谓也？曰：此一语是冒下总纲，下即申明不同之故与所从之何气，又继之以从本者化生于本云云，明乎其从之为化生，非病之化生。下文百病之起一节，乃是说到病生，经文何等明显。盖本犹主也，中犹宾也，标则亦本亦主而未有定分者也。是故从本则中气从本，从中则本气从中。推之从标亦然。犹主宾之相为酬酢，而他人不与焉者也。自专以人身之病言，而论者偶触一事，遂诩心得，并不统会全文。如刘潜江以葛根起阴气为从太阴行化，合阳明从中气之义。是葛根之从，非本文之所谓从。陆九芝以湿温为阳明生于中气之病，治以苍术白虎。不特仲圣湿温无此说，即许叔微之论贼邪亦不然。至他病之从生，律以此而不合，与厥阴亦当有中气病，则两家皆置不议矣。《素问》言从言化生，不可胜数，而此一节论者咸以病求，总缘未明标义。余盖于此又得一标本相反之旨焉。相反者不同之极，亦不同也。何以言之？六气中从本从标者，止少阴太阳。少阴一脏，兼具水火，自反者也，而中气太阳之水，又与少阴之火反。太阳水也，而中气少阴兼具水火，自反者也，其火与太阳之水又反。其余四气，则皆木火相生，土金相生，欲不以反为标义得乎。且此义经又明告之矣。曰：病反其本，得标之病；治反其本，得标之方。按所从以化生言，故从标者止少阴太阳。此以病言，统乎六气，故反乎本即为标，如间气六承气皆是。乃王注言少阴太阴二气，余四气标本同。既以二气为反，独不思二气之反，是水火本具之反，非恍惚无凭之反。王氏意中，惟横一悬拟之标本，故既不知反之概乎六气，而将四气除去，又并二气之本相反者而故昧之。处处欲伸其说，实处处自贡其瑕。顾余则因而参考前后，得以四通六辟，亦王氏之启余也。其木火相生，土金相生，而一则从母，一则从子者奈何？陈修园谓木从火化，燥从水化，是矣。但天气不加君火，而相火禀君之命以守位，不能为木所化。土位中央，有面南之尊，不能为金所化。要之皆相从而后生者也。其从标而有取于相反者奈何？水与火势均力敌而不容偏废。壮水之主，则阳光以镇。益火之原，则阴翳以消。相反之中，实有相济之妙。故进则为主，亦退则为宾。不能专从标，而或则从本，或则从标。经文又煞有斟酌如是。或曰：王氏训标为末，本诸说文，不当创为别解。曰：末者名也，不同则征以实，反又不同之所推而极之，皆末之一义所引伸也，岂戾古哉。抑王氏尤有误者，本标不同，气应异象之下，王注标者病之始。本标不同，所以气应异象，下句方以病言，标有何病，本又何以不病。况先病为本，后病为标，经之明训。何反以病始为标。阮氏《经籍纂诂》[①]引之，亦未之深考矣。《素问》之有训诂，权舆于全元起，而今不复见，学者多宗王氏。王氏释经之功，自不可没，而其踳驳[②]，则亦往往而有。自宋而后，注家每有是正，独标本无疵之者。不揆梼昧，窃拟斯篇，愿与学者共商之。（此余旧作素问标本王注辨，今复加研核，似尚无漏义，故录存之。）

徐洄溪[③]、陈修园，皆尊信《本经》与仲圣之至者。徐谓神农

---

① 《经籍纂诂》：工具书。清代阮元主持编修的一部大型训诂词典，汇辑古书中的文字训释编排而成，全书106卷。

② 踳驳（chuǎn bó）：杂乱不一致。

③ 徐洄溪：即徐大椿，字灵胎，晚号洄溪老人，江苏吴江县人，清代著名医家。著有《医学源流论》《医贯砭》《兰台轨范》《慎疾刍言》《难经经释》《神农本草经百种录》《伤寒论类方》《洄溪医案》。

为开天之圣人，实能探造化之精，万物之理。仲圣诸方，悉本此书，药品不多，而神明变化，已无病不治。又其所著百种录，自谓探本溯源，发其所以然之义。所著《伤寒论类方》，自谓于方之精思妙用，一一注明，发其所以然之故。陈谓药性始于神农，不读《本草经》，如作制艺不知题在四书。仲圣集群圣之大成，即儒门之孔子。又其所著《本草经读》[①]，自谓透发其所以然之妙，求与仲圣书字字吻合。今按二家之书，于本经皆止顺文敷衍，于仲圣方皆止知大意。徐虽较胜于陈，而不能实践其言则一也。试姑举人参一物以明之。小柴胡汤，胸中烦而不呕者，去半夏人参，加栝楼实一枚。徐注云：不呕不必用半夏，烦不可用人参，栝楼实除胸痹，此小陷胸之法。按心烦喜呕为少阳本证，或烦而不呕，则方有加减。观心烦喜呕之用参，即可知参之去，为烦而不呕。不呕自无需半夏，故以去半夏人参并言之。盖呕则胸中之邪，不至于窒，若不呕而用参，则更闭其邪，故去参而加以荡胸之栝楼实。徐以不呕与烦拆讲，又但知别录栝楼实主胸痹，而不知证之何以胸痹，故其注语全不中肯。况柴胡加龙骨牡蛎汤，烦而有参，柴胡桂枝干姜汤，烦而不呕无参，不可参观而得之邪。陈谓桂枝加生姜芍药新加汤，特提出沉迟二字，以辨身痛不是余邪，乃营血凝滞作痛，故以人参借姜桂之力，增芍药领入营分以通之。不知仲圣云：沉者营气微也。又云：迟者营气不足，血少故也。人参入营生脉有专能，故以脉沉迟，明加人参之故，岂以为营血凝滞之故。又谓四逆汤，通脉四逆汤俱不加参，虑阴柔之品，反减姜附之力。而论中有四逆加人参汤者，以其利止亡血而加之也。茯苓四逆少佐以人参者，以烦躁在汗下之后也。按二方之证，兼有外热而利，故虽脉微不加人参。四逆加人参汤，恶寒脉微而身

① 《本草经读》：本草著作。清代医家陈修园著。

不热，故加之。夫利止脉不出者加人参，仲圣固明明言之。是其加参为脉微，非为利止亡血。至茯苓四逆汤，乃少阴阳虚，上扰其心，故烦躁。以四逆扶阳而平躁，茯苓入肾而抑阴，人参入心而去烦，各味俱有实义，何得以颟顸[1]了之。二家之论方辨药，大率类是。又不独二家为然。语有之，儒学医，菜作齑[2]。噫，岂易言哉集中人参未言治烦，故补论之！

---

① 颟顸（mān hān）：马虎糊涂。

② 菜作齑：齑，“齑”的异体字，捣碎的姜、蒜、韭等蔬菜细末。菜作齑，形容某件事情非常容易做。

卷一

石膏

邹氏[1]云：石膏体质最重，光明润泽，乃随击即解，纷纷星散，而丝丝纵列，无一缕横陈，故其性主解横溢之热邪，此正石膏解肌之所以然。至其气味辛甘，亦兼具解肌之长；质重而大寒，则不足于发汗。乃《别录》[2]于杏仁曰解肌，于大戟曰发汗，石膏则以解肌发汗连称。岂以仲圣[3]尝用于发汗耶。不知石膏治伤寒阳明病之自汗，不治太阳病之无汗。若太阳表实而兼阳明热郁，则以麻黄发汗，石膏泄热，无舍麻黄而专用石膏者。白虎汤治无表证之自汗，且戒人以无汗勿与。即后世发表经验之方，亦从无用石膏者，所谓发表不远热也。然则解肌非欤？夫白虎证至表里俱热，虽尚未入血成腑实，而阳明气分之热，已势成连衡，非得辛甘寒解肌之石膏，由里达表，以散其连衡之势，热焉得除而汗焉得止。是得石膏解肌，所以止汗，非所以出汗。他如竹叶石膏汤、白虎加桂枝汤，非不用于无汗，而其证则非发表之证，学者勿过泥《别录》可耳。

---

① 邹氏：即邹澍，字润安，江苏武进人，清代医药学家。著有《本经疏证》。

② 《别录》：即《名医别录》。本草专著。南北朝陶弘景著，载药730种。

③ 仲圣：指张机，字仲景，南阳（今河南省邓州市）人，东汉著名医家。著有《伤寒杂病论》，被后人誉为医圣，亦称仲圣。

又王海藏[①]谓石膏发汗，朱丹溪谓石膏出汗，皆以空文附和，未能实申其义。窃思方书石膏主治，如时气肌肉壮热、烦渴、喘逆、中风、眩晕、阳毒发斑等证，无一可以发汗而愈者。病之倚重石膏，莫如热疫。余师愚[②]清瘟败毒散，一剂用至六两、八两，而其所著《疫证一得》，则谆谆以发表致戒。顾松园[③]以白虎汤治汪缵功阳明热证，每剂石膏用至三两，两服热顿减，而遍身冷汗，眩冷发呃。群医哗然，阻勿再进。顾引仲圣热深厥深及喻氏阳证忽变阴厥万中无一之说与辩，勿听。迨投参附回阳之剂，而汗益多，体益冷。复求顾诊。顾仍以前法用石膏三两，而二服后即汗止身温见陆定圃《冷庐医话》，此尤可为石膏解肌不发汗之明证。要之顾有定识定力，全在审证之的，而仲圣与喻氏有功后世，亦可见矣。

《本经》中风寒热四字，刘潜江[④]、邹润安皆作两项看，甚是。惟邹以下文：心下逆气惊喘口干舌焦不能息，为即中风与寒热之候，强为牵合，殊不切当。刘谓：阳不足而阴有余者，风之虚也；阴不足而阳有余者，风之淫也。兹味之阴有余，正对待阳有余之证，而治其风淫。讲石膏治中风极真，讲寒热则以五蒸汤内三焦之乍寒乍热用石膏释之，而五蒸汤却不仅恃石膏除寒热也。窃思中风用石膏，如《金匮》风引汤、《古今录验》续命汤皆是；寒热用石膏，当以《外台》石膏一味，治阳邪入里，传为骨蒸，令人先寒后热，渐成羸瘦，有汗而脉长者为切。又白虎加人参汤，治太阳中热汗出、恶寒、

① 王海藏：即王好古，字进之，号海藏，赵州（今河北赵县）人，元代著名医家。著有《汤液本草》《医垒元戎》《阴证略例》等。

② 余师愚：即余霖，字师愚，清代安徽桐城人，著名温病学家。著有《疫疹一得》。

③ 顾松园：即顾靖远，字松园，号花洲，江苏长洲（今苏州）人，清代名医。著有《顾氏医镜》。

④ 刘潜江：即刘若金，字云密，晚号蠡园逸叟，湖北潜江县人，后人亦称刘潜江或刘涟水，明代名医。著有《本草述》。

身热而渴，亦可为石膏治寒热之据。然此二证，与阳虚之寒，阴虚之热，伤寒有表证之恶寒，皆迥乎不同，未可漫施而不细辨也。

石膏甘淡入胃，辛入肺，体重易碎，亦升亦降，则入三焦。以清肃之寒，涤蒸郁之热，只在三经气分而不入于血，其为胃药非脾药亦由于是。然则腹中坚痛，必苦寒入血如大黄，方克胜任，即枳朴、芍药，亦只堪用为臣使，石膏断不能攻坚而止痛。《本经》“腹中坚痛”四字，必是后世传写舛误，原文宁有是哉？

仲圣方石膏、麻黄并用，与大黄协附子变其性为温药相似。更设多方以增损而轩轾之，觉变幻纷纭，令人目眩。然只认定麻黄散寒发汗，石膏泄热止汗，相为制还相为用。推此以求，何方不可解，何方不可通。大青龙汤，咸以为发汗之猛剂矣。窃谓发汗之猛，当推麻黄汤，不当推大青龙。麻黄汤中桂枝、杏仁，皆堪为麻黄发汗效力，而无石膏以制麻黄。大青龙麻黄受石膏之制，六两尤之三两，杏仁又少三十枚。用于脉浮紧，身疼痛，则曰中风；用于伤寒，则曰脉浮缓，身不疼，但重。中风自较伤寒为轻。身不疼但重，自非但取解表。柯韵伯[①]谓：大青龙方后之“汗出多者，温粉扑之，一服汗者，停后服，汗多亡阳，遂虚，恶风，烦躁不得眠也”宜移列麻黄汤后。盖从温服八合，并汗后烦躁与未汗烦躁悟出，可谓读书得间。诸家震于青龙之名，念有汗多亡阳之戒，遂以麻黄得石膏，譬龙之兴云致雨。其于白虎非驱风之方，小青龙无石膏亦名青龙，越婢麻膏之多如大青龙而不言取汗，皆有所难通，则不顾也。然则名大小青龙何哉？盖龙者屈伸飞潜不可方物，能召阳而化阴者也。麻黄能由至阴以达至阳，而性味轻扬，得石膏、芍药则屈而入里，得桂枝、杏仁则伸而出表，石膏寒重之质，复辛甘津润而解肌，并堪为麻黄策应，故名之曰大青

① 柯韵伯：即柯琴，字韵伯，号似峰，浙江慈溪人，后迁居吴之虞山（今江苏常熟），著名伤寒学家。著有《伤寒来苏集》。

龙。小青龙心下有水气，以石膏寒重而去之，麻黄可任其发矣，而麻黄三两，芍药亦三两，麻黄虽发亦绌，其辛夏诸味，又皆消水下行，盖龙之潜者，故名之曰小青龙。越婢汤之麻黄，亦制于石膏者，而故制之而故多之，则越婢之证使然也。风水恶风，一身悉肿，脉浮不渴，种种皆麻黄证。惟里热之续自汗出，则不能无石膏。有石膏故用麻黄至六两，石膏因有麻黄，故虽无大热而用至半斤。其不以石膏倍麻黄者，化阴尤要于退阳也。或问越婢以汗出用石膏，大青龙以烦躁用石膏别有说详麻黄，无阳明热邪者，宜不得而用矣。乃伤寒脉浮缓、身不疼但重、乍有轻时，大青龙汤发之。徐洄溪[①]谓：此条必有误。其信然乎？曰：此正合青龙屈伸飞潜之义也。尤在泾[②]云：经谓脉缓者多热，伤寒邪在表则身疼，邪入里则身重。寒已变热而脉缓，经脉不为拘急，故身不疼而但重。而其脉犹浮，则邪气在或进或退之时，故身体有乍重乍轻之候也。不曰主之而曰发之者，谓邪欲入里，而以药发之使从表出也。诠解之精，诸家不及。夫邪欲入里而以药发之，非麻黄得石膏寒重之质，如青龙出而复入，入而复出，何能如是。若视石膏为汗药，麻黄不因石膏而加多诸家多作此误，则此条真大可疑矣。越婢石膏多于麻黄止二两，即不以龙名，不以汗多示禁。大青龙石膏断不至如鸡子大一块别有说详麻黄。且石膏多则不能发汗，又有可证者，麻杏甘膏汤之石膏倍麻黄是也。麻黄四两，虽不及大青龙之六两，而较麻黄汤之三两，尚多一两。即杏仁少于麻黄

① 徐洄溪：即徐大椿，字灵胎，晚号洄溪老人，江苏吴江县人，清代著名医家。著有《医学源流论》《医贯砭》《兰台轨范》《慎疾刍言》《难经经释》《神农本草经百种录》《伤寒类方》《洄溪医案》。

② 尤在泾：即尤怡，字在泾，号拙吾，别号饲鹤山人，长洲（今江苏吴县）人，清代名医。著有《伤寒贯珠集》《金匮要略心典》《金匮翼》《医学读书记》《静香楼医案》。

汤二十枚，而麻黄一两，则非杏仁二十枚可比。此汤何不用于无汗之证，而反用于汗出应止之证，则以石膏制麻黄，更甚于越婢耳方解别详麻黄。石膏止阳明热炽之汗，亦止肺经热壅之喘。既有麻黄，原可不加杏仁，因麻黄受制力微，故辅以杏仁解表间余邪。无大热而用石膏至半斤，其义与越婢正同。乃柯氏[①]不察，改汗出而喘无大热，为无汗而喘、大热，反谓前辈因循不改。不知用石膏正为汗出，若无汗而喘，乃麻黄汤证，与此悬绝矣。更证之桂枝二越婢一汤，大青龙谓脉微弱，汗出恶风者，不可服，此云脉微弱此无阳也，不可更汗，岂犹以麻黄发之，石膏寒之。夫不可更汗，必先已发汗，或本有自汗。观其用桂枝汤全方而不去芍药可见。至又加以麻膏，则非与桂枝麻黄各半汤互参不明。按桂枝麻黄各半汤，发热恶寒，热多寒少，与此同。而彼如疟状，脉微缓，有邪退欲愈之象；若脉微非缓而恶寒，面反有热色，则以桂枝麻黄各半汤微汗之。此脉微弱而恶寒，阳微之体，亦无自愈之理。桂枝汤所以和阳，协麻黄则散余寒而解表邪，法已备矣。加石膏何为者，为热多耶？乃热多不过较多于寒。若脉非微弱，亦将如桂枝麻黄各半汤之欲愈，而何热之足虑。然则加石膏者，专为阳虚不任麻黄之发，而以石膏制之，化峻厉为和平也。药止七味，皆伤寒重证之选，而各大减其分数，遂为治余邪之妙法。用石膏而不以泄热，如大黄之用以泻心，用以利小便，同一巧也。生姜多于他味者，以能辅桂甘生阳，又为石膏防弊也。

赤石脂

石脂揭两石中取之。邹氏云：两石必同根歧出而相并，脂者

---

① 柯氏：即清代名医柯琴。

粘合两石之胶，故所治皆同本异趋而不相浃之病，得此乃汇于一处，专力以化之。仲圣所用石脂四方，固与邹说符合。刘潜江不以东垣[①]、海藏、濒湖[②]、仲醇[③]专主收涩为然，就《本经》补髓益气鬯[④]发其义，虽不如邹氏之亲切证明，而所见自超。抑愚窃有以伸之：《别录》于赤石脂曰补髓好颜色，则其补髓确是脑髓，与白石脂之补骨髓有别，《本经》且主头疡；何东垣但以为性降乎。夫髓生于精，精生于谷，谷入气满淖泽注于骨。骨属屈伸泄泽，补益脑髓，是中土者生精化髓之源也。而石脂味甘大温，补益脾胃，质黏能和胃阴，性燥复扶脾阳。其所以上际，则辛入肺为之。所以至脑，则酸入肝为之《外台》述删繁论凡髓虚实之应主于肝胆。石脂确有补脑髓之理，《千金》赤石脂散，治冷饮过度，致令脾胃气弱，痰饮吐水无时，《本事方》[⑤]云试之甚验，盖即邹氏所谓联合其涣散者，谓石脂为胃药非脾药可乎。夫下之精秘，则上之髓盈。石脂补髓，亦半由于秘精。秘精易而补髓难，故《本经》《别录》，皆于补髓上冠以久服字。《千金》羌活补髓丸不收石脂，而无比山药丸，曰此药通中入脑鼻必酸痛勿怪。入脑自指石脂，而石脂未尝专任，可知虚损之难疗而无近效也。

---

① 东垣：即李杲，字明之，晚年自号东垣老人，后人多尊称为李东垣，河北真定（今河北省正定县）人，金元著名医家。著有《脾胃论》《内外伤辨惑论》《兰室秘藏》《东垣试效方》《医学发明》等。

② 濒湖：即李时珍，字东璧，晚年自号濒湖山人，世称李濒湖，湖北蕲春人，明代著名医药学家。著有《本草纲目》《濒湖脉学》。

③ 仲醇：即缪希雍，字仲醇，号慕台，别号觉休居士，常熟（今属江苏常熟）人，明代名医。著有《神农本草经疏》《先醒斋医学广笔记》。

④ 鬯：本义为用郁金香草合黑黍酿成的美酒。在甲骨文中也指酒器。鬯酒芳香浓盛，饮之令人舒泰畅达，故又引申用以表示浓盛，舒畅，通畅，尽情。

⑤《本事方》：综合性方书，即宋代名医许叔微所著《普济本事方》简称，又名《类证普济本事方》，收载方剂约300余首。

硝石　芒硝

硝石，即火硝，亦名焰硝，芒硝，硝之经煎炼而凝底成块者为朴硝，亦名皮硝，在上生细芒如锋者为芒硝，均即水硝。

李濒湖谓：朴硝下走，火硝上升。火硝得火则焰生，与樟脑火酒之性同。《本经》言其寒，《别录》言其大寒；实乃大温。刘氏引伸其说，谓水硝治热之结。热结多属血分，所谓阴不降，阳不化者也。能行阴中之阳结，则阴降阳自化矣。火硝治热之郁，热郁多属气分，所谓阳不升，阴不畅者也。能达阳中之阴郁，则阳化阴自畅矣。邹氏又以火硝为性向阳，解自阴而阳之盛热，水硝为性向阴，故逐伏在阳之实结。斯三家可谓发前人所未发矣。虽然，愚窃有未安焉。阴阳之理，至为微妙，就物论物，易圆其说。以物合证与方而论之，则难于确当，难于莹彻。浑言之而深，何如切言之而浅也。火硝固上升而散，固在气分，然其升散者为阴中热郁之气，非阳中热郁之气。病在阴经、阴藏为阴，病有阴邪亦为阴。盖其辛温际上，咸苦入下，凡在上在下之病胥[①]治之，而总归于解阴中之热郁。刘氏达阳中阴郁一语，得毋犹有可商。试核之证，来复丹、二气丹、玉真丸，皆阴邪中有伏热，《金匮》硝石矾石散尤彰彰者。惟大黄硝石汤用以下夺，不与升散之旨相戾欤？乃其证为黄疸腹满小便不利面赤，热为阳邪，得湿而郁，且独在里，里实而表和，是亦阴中之邪也。阴中之邪，非咸苦何以得入。舍芒硝用硝石者，以表虽汗出而表间之湿热自在。硝石辛温胜于咸苦，故于大黄蘖栀下夺之中，加兹一味以达表而散邪。夫火硝之不易明者，为其以温治热耳。若水硝以寒治热，曰走血，

① 胥：本义为蟹酱。表示范围相当于都、全。

曰润下，曰耎[①]坚，曰破结，固宜古今无异词，然亦何尝易明哉。大承气、调胃承气、桃核承气，洵[②]可谓去血中热结矣。独大陷胸汤丸用芒硝至一升半升，而其所治为结胸[③]。纵云破结软坚，非多不济，独不虑下降之物，用之多不愈速其降耶。是则有故矣。芒硝乃煎硝时结之于上者，细芒如锋，质本轻于朴硝，味复兼辛，宁无上升之性，宁不入气分，后世且以治口舌咽喉诸热证，谓芒硝不能际上治上可乎。由斯以观，刘氏阴中阳结之说，恐亦有未然者。仲圣有言，病发于阳而反下之，热入因作结胸，据此自非阴中之阳结。又凡仲圣用芒硝之方，皆阳证无伏阴。用硝石之方，则一证中有阴有阳。然则行阴中阳结者，乃硝石非芒硝。芒硝者，逐阳证之热结者也。芒硝咸寒胜于苦辛，多煮则下益速，下速则遗上邪，故仲圣必后内微煮而少扬之。硝石辛温胜于咸苦，微煮则升之亟，升亟则不入下，故仲圣于二升中煮取一升而少抑之。此似二物正相对待。刘氏于二物亦似以对待释之，而不知非也。咸与寒皆阴也，其微辛不过挟有升性，并不能治阴邪。咸与温则阴阳异趣矣，温而兼辛。辛温而兼辛润，则必阴中有阳邪之证，始克任之。其中奥旨，猝不易悟，故曰非对待也。抑刘氏以入血分为阴中乎。血分为阴，则大承气当曰太阴病，不当曰阳明病。桃核承气当曰少阴病，不当曰太阳病。芒硝盖血药而亦不专入血者，与大黄颇有似处。大黄味苦入心，能开胸膈之热结，若与芒硝皆不宜于气病。胸膈之间，其能堪此重剂哉。邹氏以火硝向阳，水硝向阴，为脏病移腑，腑病移躯体之所以然，此尤不可不辨者。

---

① 耎（ruǎn）：同“软”。

② 洵：本义为山西晋阳占泔水的支流，又通“恂”，用作确词，表示实在，确实。

③ 结胸：中医病证名。多由表热内陷，或邪实内传，与胸中水谷痰饮、瘀血互结而致，症见脘腹胀满，疼痛拒按等。

本经积热曰：五脏，岂悉能入胃使胀闭。病曰百病，岂尽在于躯体。谓火硝性向阳，解自阴而阳之盛热。向阳自即入阳，何以先入于阴，宁得谓非其所向。谓水硝性向阴，逐伏在阳之实结。所逐在阳所向亦必在阳，反是则有异谋，人固有之，物所必无。此等近似之谈，并无真理可求，徒眩人目耳。邹氏更有误者，谓己椒苈黄丸加芒硝以治渴，是去其痼癖，正使津液流行。小柴胡汤加芒硝以止利，是去其积聚，正所以止下利。噫，是亦不深思矣。己椒苈黄丸之证，原非固癖，大黄决不止用一两有方解详大黄，芒硝亦不后加。况方后云：先食饮服一丸，日三服，稍增，口中有津液，渴者加芒硝半两。是无芒硝，津液非不能生，岂加芒硝之津液与此有异耶。徐氏、尤氏皆云渴是胃热，故加芒硝，邹氏坐泥《本经》太过耳。柴胡加芒硝汤云：潮热者实也。热实无不下之理，以柴胡加芒硝汤主之，即所以治热实。云：内芒硝更煮微沸，分温再服，不解更作。加芒硝非欲其解而何！？邹氏之说，何与相反，殆误会今反利句耳。不知仲圣明云微利，明云下非其治，下之而仍潮热，安得不以对证之下药继之，此读古书所以贵细心寻绎也。

甘草

甘草中黄皮赤，确是心脾二经之药，然五脏六腑皆受气于脾，心为一身之宰，甘草味至甘，性至平，故能由心脾以及于他脏他腑，无处不到，无邪不祛。其功能全在于甘，甘则补，甘则缓。凡仲圣方补虚缓急，必以炙用，泻火则生用，虽泻亦兼有缓意。如治咽痛肺痿，火在上焦者为多。以其为心药也，甘草泻心汤，是泻心痞非泻心火，泻痞有黄连芩夏，甘草特以补胃，故炙用。炙用而以甘草泻心名汤者，甘草之奏绩可思也。

李东垣谓，甘草生用泻心火，熟用散表寒。散表寒之方，无如桂枝麻黄二汤。自汗者表虚，故桂枝汤以桂芍散邪风，姜枣和营卫。无汗者表实，故麻黄汤以麻桂散寒，更加杏仁。然解表而不安中，则中气一匮[①]，他患随生。故二汤皆有炙甘草以安中。表实与表虚不同，故二汤甘草亦分多寡。可见用炙甘草者，所以资镇抚，非以资摧陷也。东垣不加分辨，非示学者以准的之道。

东垣又云：心火乘脾，腹中急痛，腹肉急缩者，甘草宜倍用之。按小建中汤治里急腹痛，甘草炙用，病非心火乘脾。生甘草泻心火，而不治心火乘脾之腹痛。《本经》黄连主腹痛，治心火乘脾之腹痛，即仲圣黄连汤是。东垣之说，殊有未合。刘潜江发心火乘脾之义，而深赞之。邹氏又引东垣此说，以证栀子甘草豉汤之虚烦不得眠。不得眠岂是脾病。三君皆名家，而于甘草不细辨如是，真为不解。

王海藏谓，附子理中汤用甘草，恐其僭上。调胃承气汤用甘草，恐其速下。按：《伤寒论》无附子理中汤，理中汤之附子，腹满则加。腹满而加附子，盖以其为中宫药不可缺也。若恐附子僭上[②]，则白通汤乃少阴下利用附子，何以反无甘草。至生用而不炙用，则固有义在。寒多之霍乱，非全不挟热，温中补虚，既有干姜参术，故加以生甘草之微凉，即《别录》除烦满，东垣养阴血之谓。以是汤用于胸痹，则生甘草亦因气结在胸，不欲其过守也。调胃承气汤，是治胃气不和之内实，以调胃为下，是下法之元[③]妙者。舍枳朴而

① 匮：guì，本义为收藏衣物的家具。引申指水渠，水库。kuì，由箱匣中空，又引申用以表示缺乏，竭尽；又引申指虚假，又通“篑”，表示盛土的筐子；又通“溃”，指崩溃，溃散。如今专用“匮”表示缺乏之意。

② 僭（jiàn）上：本义超越本分，冒用在上者的职权、名义行事。此指辛味具有向上行散功效。

③ 元：本义为人头。引申指一段时间的开头，天地万物的本源，生命存在的根本因素，构成一个整体的部分，为首的，大的，本，原状。宋代因避始祖玄朗讳，遇“玄”字改作“元”；清代因避康熙皇帝玄烨讳，又改“玄”作“元”。如玄参改为元参。

取炙甘草，以与黄硝一补一攻，适得调和之义，非止防其速下也。

海藏又谓，凤髓丹用甘草，以缓肾急而生元气。窃谓亦非也。是方不知制自何人，《名医方论》[①]云，治梦遗失精及与鬼交。《医方集解》[②]云，治心火旺盛，肾精不固易于施泄。其方义之精微，则未有见及之者。夫元阴听命于元阳，元阳听命于天君。故心火炽而感其肾，肾感之而阳动阴随有必然者。黄柏靖肾中之火，防肾中之水，火不作则阳蛰[③]，水不泛则阴坚。砂仁摄火土之气于水，而使肾得藏密。然心肾二家，交通最易，治肾而不治心，未善也。生甘草泻心火，宁心气。大甘为土之正味，且能止肾水越上之火洄溪语。《集解》治心火旺盛一语，实即用甘草之意。若梢能去茎中痛，则可谓之缓肾急，而甘草身不与也。

甘草与人参，皆能补中气调诸药，而仲圣用于方剂，则确有分别，不稍通融。姑举二方以明之，厥阴病有呕吐则兼少阳，仲圣法，转少阳之枢，多以干姜黄连并用，余已着其说于干姜。干姜黄连人参汤，是以小柴胡汤加减，乃舍甘草而用人参，几不可晓。夫不曰食入口即吐乎。少阳上升之气，得食即拒，难缓须臾。甘草甘壅，讵能任受。人参甘与苦均，为和少阳之专药，枢机利则食自下，甘草所以非其匹也。其舍人参而用甘草者。栀子豉汤治虚烦不得眠，若少气则栀子甘草豉汤主之。此在粗工，必以人参益气矣。庸讵[④]知人参益气而亦升气，栀豉汤之吐，由二物一升

---

① 《名医方论》：即《古今名医方论》简称，方书。清代名医罗美［字澹生，号东逸，别号东美，新安（今安徽徽州人）］著。

② 《医方集解》：方书，简称《集解》。汪昂（字讱庵，初名恒，安徽休宁人，清代名医）。著有《素问灵枢类纂约注》《医方集解》《本草备要》《汤头歌诀》。

③ 蛰：指动物冬眠，藏起来不吃不动；或像动物冬眠一样长期隐居，不出头露面。

④ 讵：本义为副词，表示反问，相当于岂，怎么，难道。表示否定相当于无，非，不；又用作连词，表示假设时相当于如果；又表示选择，相当于还是；又引申指岂料。

一降之相激，得人参则升不成升，降不成降，挟其补性，反足窒邪。夫懊憹者反复之甚，少气者懊憹之甚，非元气之有亏，乃郁热之伤气。栀豉能吐去其邪，不能安定其气，此仲圣所以有取于甘平清心火之甘草，而人参亦不得跻[1]其列也。

邹氏以黄芪桂枝五物汤为治下，治下制方宜急，急则去甘草而多其分数。桂枝加黄芪汤为治上，治上制方宜缓，缓则加甘草而减其分数。于是于血痹则但摘尺中小紧句为病在下，且别引本篇首条以证其治下之说。不思尺中小紧，下句身体不仁，谓为非病，宁有是理。本篇首条本与本病不属，况有关上小紧句，岂尺中小紧为病在下，关上小紧亦病在下乎。于黄汗则摘腰以上汗出句为病在上，且别引本篇第二条以证其治上之说。不思腰以上汗出，下句腰髋[2]弛痛小便不利，谓非下体，宁有是理。本篇第二条非本条之病而引之，则他条又有黄汗之为病，身体肿，汗沾衣等句，亦得谓但指上体乎。《血痹篇》尤[3]注阐发宜针引阳气句，至为精审。黄芪桂枝五物汤，尤云和营之滞，助卫之行。亦针引阳气之意。经所谓阴阳形气俱不足者，勿刺以针而调以甘药也。引经语解此方，亦正切合。夫血痹者，痹在表不痹在里。以甘药代针，亦调其表非调其里。芪桂姜枣，甘与辛合，所以补虚而宣阳。芍药佐桂，则能入营而调血。去甘草且加多生姜者，不欲其中守而欲其解表也。甘草中又有斟酌如此。以非桂枝汤加减，故不曰桂枝加黄芪汤。然则桂枝加黄芪汤，可不于桂枝汤一致思乎。愚于黄芪已详着于方之义。甘草自是桂枝汤不可少之物，安得去之。

---

① 跻：本义为登上，上升。引申指达到，从高处坠下。

② 髋：同"髋"，胯。

③ 尤：指清代名医尤怡，字在泾，号拙吾，别号饲鹤山人，长洲（今江苏吴县）人。著有《伤寒贯珠集》《金匮要略心典》《金匮翼》《医学读书记》《静香楼医案》。

桂芍减而甘草不减，则阳虚之与邪风有异也。邹氏不悟仲圣制方之所以然，而肆其臆说，疵纇[①]丛生，无谓甚矣。

黄芪

营气始手太阴而出于中焦，卫气始足太阳而出于下焦。营奉胃中水谷之精气以行于经隧[②]，卫举胃中水谷之悍气，以行于肌表。黄芪中央黄，次层白，外皮褐，北产体虚松而有孔，味甘微温，叶则状似羊齿，明系由胃达肺，向外而不中守。有外皮以格之，却又不泄出。独茎直上，根长二三尺，故能由极下以至极上。凡其所历皆营卫与足太阳手太阴经行之境，论其致用，则未易一二明也。

刘潜江疏：黄芪以治阳不足而阴亦不利之病，不治阳有余而阴不足之病，与阳不得正其治于上，阴即不能顺其化于下四语，最为扼要。其解《内经》阳者卫外而为固，阴者藏精而起亟[③]，虽稍落宽廓而理固如是。乃邹氏以阳不胜阴，则五脏气争，九窍不通，与卫外起亟，强为牵合。不知《卫生总微论》[④]，以黄芪一味治小便不利，乃提阳于上而阴自利于下也。即经所谓起亟，刘氏所谓顺其化于下也。五脏气争之九窍不通，则是阴之争而非阴之不利，与此盖毫厘之差耳。

---

① 纇（lèi）：缺点，毛病。

② 经隧：亦称大络。指五脏六腑十二经的络脉及任、督脉大络，脾之大络共十五络。

③ 亟（qì）：本义为紧急，急迫。用作副词，表示情态，相当于赶快，急迫地。《素问·四气调神大论》："无泄皮肤，使气亟夺。"《素问·腹中论》："居脐上为逆，居脐下为从，勿动亟夺。"

④《卫生总微论》：儿科著作。宋代名医陈文中著。

黄芪与牛膝，皆根长二三尺，《别录》皆言利阴气。惟牛膝一茎直下而味苦酸平，黄芪一茎直上而味甘微温。故牛膝利阴气，是下利其阴气。黄芪利阴气，是从阴中曳阳而上而阴以利。牛膝有降无升，黄芪有升无降，皆屡验不爽。刘氏谓，黄芪先自下而上，又自上而下。邹氏谓，黄芪能升而降，能降而升。此盖黄芪疏营卫之后，营卫则然，黄芪无此狡狯也。

凡药之用宏而不专主于一者，辨之不精，即致贻误。如黄芪补表而不实表，不实表故不能止汗。如人参之属，疏表而不解表，不解表故不能发汗。如麻黄之属，其亦能止汗、发汗者，则借黄芪疏通营卫、调和阴阳之力也。《金匮》方黄芪无不生用，后世多以蜜炙。然遇中虚之证，炙使向里，尚无不可。陈修园乃更分为盐水、酒、醋诸炒法，则大拂其性矣。

缪仲醇谓，黄芪功能实表，有表邪者勿用。岂知黄芪惟不实表，故表邪亦有用之者。如《本经》之排脓止痛，《金匮》之治风湿、风水、黄汗，皆堪为不实表之据。若伤寒之邪，宜从表泄，黄芪虽不实表，而亦无解表之长，且有补虚羁邪之患，断非所宜也。

足太阳脉上额交巅，黄芪入太阳经，故能上至于头。膀胱与肾为表里，故亦能益肾气以化阴而上升。凡方书治尿血等证皆是。汪讱庵云：阴虚者宜少用，恐升气于表而里愈虚。斯言得之矣。

试以《金匮》用黄芪诸方言之：小建中汤尤在泾诠解之精，实胜诸家。惟黄芪建中汤加黄芪两半，第视为充虚塞空，则失之泛矣。诸不足三字所该者广。营卫二气，岂能升降无愆。芍药用至六两，意在敛里破脾结。加黄芪则为疏营卫之气，俾胃中津液，得输于营卫而无阻。核之黄芪桂枝五物汤，黄芪与生姜俱较此加倍，且减芍药去甘草，显为宣通血痹而然。岂建中加黄芪，是徒取补塞乎。桂枝加黄芪汤之黄芪，则尤非徒补之谓矣。黄汗与中风汗自出之汗，同为邪汗，同宜化邪汗为正汗，桂枝汤正的对之方。然黄汗由于阳虚，与桂枝证之但须泄邪者，差有不同，故减少桂芍而加疏表补虚之黄芪，以泄邪而化气。至腰臗痛，身重，小便不利，则由阳不下通，尤非黄芪不能下疏其卫。黄疸脉浮亦用之者，正以黄芪为太阳药也。然则黄芪桂酒汤，何为抑之以苦酒哉。盖黄汗同而身肿不同，渴亦不同。肿则阳微表虚，不任汗解，渴则水气郁于三焦，肾阴不得上朝，自当以通阳化气泻水为亟。芪芍桂枝取以通阳而化气。苦酒则泄热泻水而下达，三物得之，由三焦一气直下也。去生姜者，不使横扩也。去甘枣者，恐其中停也。用黄芪特多，则因其虚。以补剂驱邪，故须六七日乃解，无速效也。防己黄芪汤治汗出恶风，而不以桂枝汤加减者，以彼无湿此有湿也。风水亦用此方，以与风湿无异也。风湿例用麻桂，而此不用者，盖彼为身痛，此则身重，身痛者风盛而喜动，身重者湿盛而喜静。脉浮则邪仍在表，表可不解乎，然汗已出而虚虚可虑。湿可不驱乎，然湿即去而风必愈淫。惟防己解肌表之风湿，直泄而不横泄。黄芪宣营卫之壅蔽，疏表而亦补表。脾土强则能胜湿，故佐以术甘。姜枣多则妨身重，故减其分数。又以后坐被上，被绕腰下，助下焦温化之气，而邪得以微汗而解。视夫徒知发汗利水补虚，而不能与病机相赴者，真有霄壤之别。

皮下例宜发汗，而防已茯苓汤，虽水气在皮肤中而脉不言浮，四肢则聂聂动而肿。经云肉蠕动名曰微风，是水浸其脾，脾阳不能达于四肢，而又为微风所搏，故动而肿。动而不痛，脉不浮，则发汗非宜。防己为风水要药，偶以茯苓，使直泄于小便。病在皮肤，非黄芪不能益气疏表，故加之。辛甘合而生阳，加桂草者，又兼以治其本也。

汗出表虚而宜止汗之证，而四逆加人参与茯苓四逆诸汤，仲圣用人参不用黄芪，以参能实表，芪不实表也。感伤风寒而宜发汗之证，如桂枝与麻黄诸汤，仲圣绝不加芪，以表有邪，非表之虚也。表有邪而挟虚者，则参不宜而芪为宜。然芪能直疏不能横解，且性味甘温，驱邪岂其所胜。故风湿、风水、黄汗等证，仲圣用黄芪，亦只为防己茯苓之辅而已。惟补虚通痹，则芪之专司。故黄芪建中汤、黄芪桂枝五物汤，皆以黄芪统率全方。仲圣之辨药，可谓精矣。后世用黄芪为表剂而至当者，无如唐书许允宗之治柳太后病风，以黄芪防风煮数十斛，于床下蒸之，药入腠理，一周而瘥。此必尚有外证可凭，故开手即以解散风邪为治。经云：邪之所凑，其气必虚。又云：大气一转，邪风乃散。夫补虚散邪，法亦多端，而黄芪防风收效若是之捷者，何也？病者脉沉口噤，自属经络机窍为风邪所中，阳虚而阴壅，大可想见。黄芪非风药，而补阳利阴，通其气道，厥有专长。防风得之，乃克由阳明达表，大驱其风。此其得诀，在认定脉沉可任黄芪，否则遇中风脉浮汗出而用之，不愈助其虐乎。宋人许叔微医学至深，而其用黄芪，则似不如允宗之当。本事方载邱生病伤寒尺脉迟弱，叔微谓未可发汗，而以黄芪建中加当归，先调其营血，极为有见。然尺弱宜兼益肾阴，而用由太阳上升之黄芪，不无可商。好在黄芪两半而芍药则倍之，故服至五日而尺部亦应也。

陆定圃《冷庐医话》，载许辛木部曹谓其嫂吴氏，患子死腹中，浑身肿胀，气喘身直。其兄珊林观察，检名人医案得一方，以黄芪四两，糯米一酒钟，水煎与服。即便通肿消，已烂之胎，成十数块逐渐而下，一无苦楚。又山阴王某患肿胀，自顶至踵皆遍，气喘声嘶，大小便不通，许亦告以前方，煎一大碗，服尽而喘平，小便大通，肿亦随消。继加祛湿平胃之品，至两月后，独脚面有钱大一块不消。更医痛诋前方，迭进驱湿猛剂，竟至危殆。仍以前方挽回，用黄芪至数斤，脚肿全消而愈。黄芪治肿胀有此大效，得不诧为异事。然此亦仲圣早有以示人者，《金匮》凡水湿之证，身重身肿，皆不禁用黄芪，皆使水湿下行。许氏所治亦是水肿。《内经》三焦为水道，膀胱为水府，黄芪从三焦直升至肺，鼓其阳气，疏其壅滞。肺得以通调水道，阴气大利，此实黄芪之长技。其脚而之不易消，与用芪至数斤，盖由仅仗此一味，而制方之道，犹有所歉也。

人参

一物而毁誉交集者，惟人参为最。好补之家多誉，好攻之家多毁，其誉者复有补阴补阳之各执，而不知皆非也。徐洄溪、邹润安[①]，则能得是物之性用矣。徐氏[②]云：人参得天地精英纯粹之气，补气而无刚燥之病，又能入于阴分。邹氏云：凡物之阴者，喜高燥而恶卑湿；物之阳者，恶明爽而喜阴翳。人参不生原隰污下而生山谷，是其体阴；乃偏生于树下而不喜风日，是为阴中之阳。人身五脏之气，以转输变化为阳，藏而不泄为阴。人参兼变化藏守之用，且其色黄味甘气凉质润，合乎中土脾藏之德。所由入后天而培先天也。至论病之何以需参，参之何以愈病，则二家犹未得其当。而陶隐居功同甘草之说为有见矣。盖甘草者，春苗夏叶秋花冬实，得四气之全。而色黄味甘，迥出他黄与甘之上，故能不偏阳不偏阴，居中宫而通经脉和众脉，与人参有相似之处。窃谓得此一言，可以测参之全量。虽然，病之非参不治者，讵能代以甘草。甘草自甘草，人参自人参。欲知人参之真，非取仲圣方融会而详辨之，庸有冀乎。

---

① 邹润安：即邹澍，字润安，江苏武进人，清代医药学家。著有《本经疏证》。

② 徐氏：即徐大椿，字灵胎，晚号洄溪老人，江苏吴江县人，清代著名医家。著有《医学源流论》《医贯砭》《兰台轨范》《慎疾刍言》《难经经释》《神农本草经百种录》《伤寒类方》《洄溪医案》。

少阳为三阳之枢，少阴为三阴之枢。凡言枢者，皆一经中有阴有阳，入则为阴，出则为阳，犹枢机之转移。少阴水脏而寓君火，固阴阳兼具矣。少阳似有阳无阴，然藏于肝叶，是一阳初生而尚不离乎阴，故二经相感极易。肝病有热即挟胆火，胆病有寒即挟肝风。肝气之上逆即胆，胆气之下降即肝。往来寒热虽少阳病，却非全不涉肝，以阳之稺[①]，不能竟远乎阴，而有出入相争之象也。争则宜解宜和，人知小柴胡汤为少阳和解之剂，不知柴芩专解邪，参乃所以和之。病兼阴阳，何以解之第有寒药？盖此固少阳势重，退少阳则厥阴自靖，且有人参调停其间，何患寒热之不止。参为少阳药有凿凿可据者，泻心汤心烦无参，而胁下有水气则用之。胸痹诸方无参，而胁下逆抢心则用之。即小柴胡汤有加减法，而独于呕于渴于胁下痞硬不去参，此可知人参为和少阴之专药矣。

少阴之贵于和者，躁是也。烦出于心，躁出于肾，故栀子豉汤、黄连阿胶汤治烦无参。烦不必兼躁，躁则必兼有烦。烦与躁兼则有阳证有阴证，阳证乃太阳表实、阳明腑实之下侵及肾，非肾自病，故大青龙汤、大承气汤治烦躁无参。阴证则为肾病上干及心，肾阳几亡，肾阴岂能独善，故吴茱萸汤、茯苓四逆汤治烦躁有参。又可知人参为和少阴之专药矣。

用参于和，有和其本腑本脏之阴阳者，少阳少阴是也。若干姜黄连黄芩人参汤，则以证有寒热而和之；木防己汤，则以药兼寒热而和之；桂枝人参汤，所以联表里之不和；生姜泻心汤，所以联上下之不和；大建中汤，又以椒姜之温燥而化之使和。和之道不一，而不善用之，则有不如甘草驱使之易者矣。

心为牡脏，烦而补之，则烦弥甚。然小柴胡汤烦而兼呕不忌

① 稺：幼，稚。自骄矜貌。

烦而不呕去半夏人参，谓烦而呕则不去也。徐氏伤寒类方注误，白虎加人参汤烦而兼渴不忌，以呕渴皆少阳木火为之，生其津以和之，而烦亦自已也。

胸胁满硬呕吐，各有正治之药，用参特以和阴阳耳。然生津止渴，则参有专长，不必定用于少阳。故津为热劫之阳明证，白虎加人参汤亦用之。土虚而津不生之太阴证，理中丸亦用之。若渴饮而有水蓄于中，小便不利者，参则不过问也。

止渴有不需参之证，生脉则惟参独擅。盖脉生于营，营属心。心体阴而用阳，惟冲和煦育之参，能补之。故白虎加人参汤之暑病脉虚脉不虚者，必有兼证，非正暑病也，四逆加人参汤之脉微，通脉四逆汤之脉不出，炙甘草汤之脉结代，皆必得有参。参之力，入肾者轻，入心者重。故足少阴得其和，手少阴得其补，亦可为阴中之阳之一证矣。

参之功在补虚，虽止渴亦补，然止渴与生脉，第证状之显著者耳，参之补岂止是哉。其色黄，其味甘，其全神自注于脾，而扩之，又能无处不到，故建中汤之名，在饴不在参，以参之不可以一得名也。今试约举仲圣方之用为补者而言之：补脾如理中丸、黄连汤参治腹中痛，补胃如大半夏汤、甘草泻心汤许氏内台方有人参，补肺胃如竹叶石膏汤，补肝如乌梅丸、吴茱萸汤，补心已列如上，他如薯蓣丸，温经汤之补，殆不胜其指数，参之补可不谓广也乎。心痞最不宜参，然以参佐旋覆姜夏，则参可用于散痞矣。腹胀最不宜参，然以参佐厚朴姜夏，则参可用于除胀矣。参能实表止汗，故有表证者忌之；若汗出后烦渴不解，于寒剂中用之何妨。参能羁邪留饮，故咳证忌之；若肺虚而津已伤，于散邪蠲饮中用之何妨。参治往来寒热，似疟皆可用参矣，然外有微热即去参。《外台》于但寒但热、寒多热少之疟，亦俱无参，惟疟病发渴者用之。盖补虚则助邪，寒热不均，则不可以遽和，人参止渴，辅芩栝之不逮也，参惟益阴，故能生津。利不止，虽脉微欲绝亦不加参，以利则阴盛而参复益之也。然下与吐兼，或吐下之后，其中必虚，津必伤，参又在所必需。盖中土有权，则上下悉受其范，而不敢违戾也。

徐洄溪以邪正之分合，定人参之去取。邹润安更指小柴胡汤之去参，为邪合之据；桂枝新加汤之有参，为邪分之据。论似精矣，而实有不然也。身有微热，邪尚在表，若又加以实表之参，则邪益胶固而不解，故必须去之。新加汤发汗后其表已虚，不虑参之实表，脉沉迟，尤宜参之生脉，以身疼痛之表邪未尽，故尚需桂枝汤驱邪，惟不能敛外散之气，振内陷之阳，加芍药则散者敛，加生姜则陷者振，更加以参，则脉不沉不迟表不虚，合内外同归于和。此二方去参加参之所以然，而徐氏、邹氏未见及此。不知参者，善和阴阳，专用以和正，不用以驱邪；于驱邪之中而加以参，稍一不当，害即随之。故必得如新加汤，驱邪之他药，不致以人参堕其功，和正之人参，且能为他药弭其隙，始为真知参而用之无误。况邪正之分合，当以去某经入某经，及病气之进退衰旺为言，不当以一证一脉，判邪正定分合。伤寒之邪，不与正俱陷而终驻于表者，未之有也，何邹氏之疏耶。

伤寒温热两证，参之出入，关系极重，仲圣之法亦极严。后人得之则效，失之则不效，竟有彰彰难掩者，试更详之；伤寒有表证者，仲圣绝不用参，不特麻黄大小青龙桂枝等汤，丝毫不犯也，即小柴胡汤，外有微热，亦且去之。黄连汤，有桂枝而并无表证。桂枝人参汤，有表证而参不以解表。柴胡桂枝汤，表里之邪俱微，故表里兼治，表里兼治，故用参以和之。此伤寒定法也。温热病，仲圣不备其方，而要旨已昭然若揭。黄芩汤，后世奉为温病之主方，未尝有参。白虎汤，治阳明热盛，效如桴鼓，亦未尝有参，必自汗而渴且无表证者用之。此温热定法也。迨自隋唐而降，仲圣法渐置不讲，相传之方，如活人书之人参顺气散、独活散，未见有宜用参之候。许叔微以白虎汤为治中暍[①]而不加参，皆诚有可议。然其他变仲圣方而不失仲圣法者，不可胜举。如以羌防取伤寒之汗，葱豉取温热之汗，俱不佐参。其佐参者，五积散邪兼表里，攻其邪复和其正，栝楼根汤则以渴甚，参苏饮则以脉弱，升麻葛根汤则以脉弱而渴。至萎蕤[②]饮治风热项强急痛四肢烦热，参似不宜矣。而以葱豉散外，萎蕤清里，因风热烁津，故加人参以和表里而生津。凡袭用之佳方，未有能出仲圣范围者。至败毒散，方书有无人参者，其原方本有人参，无表里上下应和之故，而欲扶正以驱邪，过矣。乃喻西昌以治其时大疫，倍加人参得效，则非法之法，仍以仲圣方为根据。何以言之？盖值饥馑兵燹[③]之余，正气呰败。幸其虚非劳损之虚，又用之于群队表药，补之所以有功。仲圣以白虎汤治中暍，因虚而加参，正是此意。然伤寒有表证之虚，与温热身热之虚不同，为祸为福，消息甚微。审辨不易，彼于原方删人参者，其亦有见于此矣。

以上所言人参之治，惟真正大参，试之甚验。若今之党参，有甘无苦，何能与人参比烈。即别直等参，亦未足言冲和煦育之功。要其为补，皆与人参相近，故防误用之弊，亦当与人参并视也。

沙参

《本经》沙参主血积、惊气、除寒热。血积二字，惟徐氏最为得解，云沙参为肺家气分中理血之药，色白体轻，疏通而不燥，

① 中暍（yē）：中医病证名，即中暑。见于《金匮要略·痉湿暍病脉证并治》。

② 萎蕤：即中药葳蕤。

③ 兵燹（xiǎn）：多指兵乱中纵火焚烧。燹，本义为野火。引申泛指焚烧。战争在旷野进行，故又引申特指战火。

润泽而不滞，血阻于肺者，非此不能清之。曰理血，曰血阻，曰清之，恰合沙参治血之分际。与桃仁为肺药而主瘀血之闭者，大有不同。热伤其气，斯气阻而血亦阻，心以扰乱而有惊气，营卫愆其度而有寒热，非甚重之证，故得以沙参主之。《别录》演之为疗胸痹，则失其实矣。

沙参生于沙碛而气微寒，色白而折之有白汁。茎抽于秋，花开于秋，得金气多。味微甘则补肺中之土，微苦则导肺气而下之，金主攻利，寒能清热，复津润而益阴。故肺热而气虚者得之斯补，血阻者得之斯通，惊气寒热，咸得之而止。

肺恶寒，咳嗽由肺寒者多，故徐氏[①]戒用沙参，然卫生方用沙参一味治肺热咳嗽。曰肺热，则有风寒外感与素有内寒者，自不相宜，若用于肺热何害。

桔梗

桔梗能升能降，能散能泄，四者兼具。故升不逮[②]升柴，降不逮枳朴，散不逮麻杏，泄不逮硝黄。盖其色白，味辛，气微温，纯乎肺药肺恶寒恶热。而中心微黄，味又兼苦，则能由肺以达肠胃。辛升而散，苦降而泄，苦先辛后，降而复升，展转于咽喉胸腹肠胃之间。《本经》所以主胸腹痛如刀刺，腹满肠鸣幽幽，《别录》所以主利五脏肠胃，咽喉痛也。

桔梗实不入肾，仲圣桔梗汤治少阴病咽痛，是肾家邪热循经

---

① 徐氏：即徐大椿，字灵胎，晚号洄溪老人，江苏吴江县人，清代名医。著有《医学源流论》《医贯砭》《兰台轨范》《慎疾刍言》《难经经释》《神农本草经百种录》《伤寒类方》《洄溪医案》。

② 逮：本义为追及，抓到。用作动词，引申泛指及，达到；捉拿，捕，押解囚犯。又用作“迨”，表示趁着。

而上，肺为热壅，以桔梗开提肺气，佐甘草以缓之，自然热散痛止，并非治肾，邹氏之论极是。气为血帅，气利则血亦利，故桔梗汤并主血痹。推之排脓与治肺痈，治结胸，仲圣诸方，无不与《本经》吻合。即《肘后方》治肠内瘀血，丹溪治痢疾腹痛，亦只如其分以任之耳。

物理至微，古圣何能尽言，得其旨而扩之，方为善读古书。易老舟楫之剂载药不沉之说，大为张隐庵[①]所訾。其实桔梗降而复升，性与肺比，不易下沉，外科于上焦痈疡，所以非此不可，洄溪评《外科正宗》[②]无异言。且易老[③]以为舟楫之剂者，与一甘草同用也。桔梗得甘草，自更羁留于上，名之为舟楫何害。至备要表散寒邪一语，桔梗岂胜发汗之任，骤阅之不无可诧，然古方表剂固多用之。盖共开提气血，通窍宣滞，与羌防橘半等为伍，殊有捷效，鼻塞尤宜。惟属以偏裨之任则可，若竟恃为表剂，则不能无弊。又徐氏谓咳证用桔梗，是宋以后法，升提究非所宜。不知肺苦气上逆，而气逆之因不一。若肺感风寒，气不得宣而逆而咳，非开肺郁而提出之，易云能瘳。况桔便白散治咳而胸满，载在《外台》。洄溪盖尝讥叶氏未阅《外台》者，何遂忘之谓是宋后法也。

桔梗与芍药，皆能治痢疾腹痛。惟桔梗是治肺气之郁于大肠，散而上行。芍药是治脾家血中之气结，破而下行。若非滞下之痢，

---

① 张隐庵：即张志聪，字隐庵，浙江钱塘县人，清代著名医家。著有《素问集注》《灵枢集注》《伤寒论宗印》《伤寒论集注》《金匮要略集注》《本草崇原》《侣山堂类辨》等。

② 《外科正宗》：外科著作。陈实功（字毓仁，号若虚，江苏南通人，明代名医）。著有《外科正宗》。

③ 易老：即张元素，字洁古，金代易州（今河北省易县）人，中医易水学派创始人，因居易水河畔，后世尊称易老。著有《医学启源》《脏腑标本寒热虚实用药式》及《珍珠囊》等。

二者皆不相宜。《伤寒》《金匮》两书，凡云利者即是泻，非今之所谓痢，痢则必加下重字以别之。故真武汤若下利者去芍药，四逆散治泄利下重不去，通脉四逆汤治下利清谷本无芍药，腹中痛始加之，以其为姜附之佐，于里寒无伤也。咽痛去之者，芍药不能散上结之阳也。桔梗之加，全为咽痛。虽不治利而利时不去，与芍药不去之意正同。利不止，无怪脉之不出，利止而脉不出，贝吐桔梗之散，大有妨于生脉，与芍药之有妨咽痛亦同。故必须去之而加生脉之人参，此仲圣或去或加之所以然也。邹氏不达，而谓芍药止腹痛下利，桔梗亦止腹痛下利，误之至矣。

知母

知母为肺胃肾三经清气热之药，洁古、东垣、丹溪[①]，咸以知母与黄柏为滋阴之品，后人遂视为补剂。知母之润，虽不似黄柏之燥，然寒滑下行，使热去而阴生则有之，究无补性能益阴之不足。即以泻邪火，亦当适可而止。否则降令太过，脾胃受伤，真阳暗损，诚有如李濒湖所言者。

知母《本经》主消渴，《千金》《外台》固恒用之，仲圣则更有精焉。止渴如五苓散、猪苓汤、文蛤散皆无知母，白虎汤有知母而无渴证，加人参乃始治渴。盖以阳明热盛，清热诚要，然膏知无益阴生津之能，于清热之中再加以人参，则病去而正即复，其用意之周密，《千金》《外台》且逊之，况他人乎。

桂枝芍药知母汤，仲圣之用知母，即《本经》所谓除邪气肢体浮肿下水者。邹氏解之，但以知母为治火阻于下，则未免肤浅。

---

① 丹溪：即朱震亨，字彦修，家居丹溪之畔，被后人尊为丹溪翁，元代婺州义乌（今浙江义乌）人，元代名医，金元五大家之一。著有《格致余论》《局方发挥》《本草衍义补遗》等。

试历引他说以补之。张隐庵云：知母皮外有毛，故除皮毛之邪气；肉厚皮黄，兼得土气，故治肢体浮肿。张石顽云：除邪气肢体浮肿，是指湿热水气而言。叶香岩云：肾恶燥，燥则开阖不利而水反蓄，知母寒滑，滑利关门而水自下。合观三说，而此方之用知母，可晓然矣。

白术

邹氏云：脾主升举清阳，胃主通降浊阴，皆属土而畏湿。术开花于初夏，结实于伏时，偏于湿热弥漫之际，显其有猷[①]有为，确知其入脾胃，能力固中气，外御湿侮矣。刘氏亦脾胃同论，而以为先胃而后及脾。张隐庵则专主益脾而不及胃。窃思胃为阳明燥金，脾为太阴湿土，土必名湿者，即隐庵所谓土有湿气，始能灌溉四旁，如地得雨露而后发生万物也。白术味甘多脂，有似湿土，非脾之正药而何。其肉白，老则微红，味复带辛，故能由脾及胃而达肌表。《别录》云暖胃，洁古云除胃热，皆是除湿土之或过功效所及，非正治其胃也。

白术除脾湿，固中气，为中流之砥柱。其散表邪，非辅以麻黄桂枝附子之属，不能由肌肉而透皮毛。盖其味厚而甘，擅长于守也。麻黄桂枝附子，为走散风寒之剂，加以白术除湿，则为治风湿，治寒湿。无湿不加，故麻黄桂枝附子多用于伤寒太阳病，而术惟有水气始用之。邹氏云：仲圣治风寒湿痹方，多有不用术者，以术于风胜湿胜者为最宜，寒胜者差减。盖风胜必烦，湿胜必重。《金匮》中治痹用术诸方，非兼烦必兼重。或云身烦疼，或云身体疼烦，或云骨节烦疼掣痛，或云腹重，或云头重，或不烦

① 猷：本义为谋略，计划。引申指道，法则。又引申指言，谈，还，仍然。用作介词相当于“于”。

不重，而云身体疼、手足寒、骨节痛，是析风与湿与寒而三之矣。不知仲圣方言烦者未尝不兼湿，言重者未尝不兼风，言寒者未尝不兼风与湿，核诸《本经》主风寒湿痹，无不吻合。邹氏徒泥于字面而不知细审，遂并白术性用而胥失之矣。

凡仲圣方用桂至四两，必为利小便与下肾邪，桂枝附子去桂加白术汤，又明云大便硬小便自利去桂，大便不硬小便不利当加桂，是桂枝之能利小便无疑矣。乃尤氏解此方云：大便硬小便自利，知其人在表之阳虽弱，而在里之气自治。则皮中之湿，所当驱之于里，使水从水道而出，不必更出之表以危久弱之阳，故去桂枝之辛散，加白术之苦燥，合附子之大力健行者，于以并走皮中逐水气。夫去桂以小便利也。今去桂而犹欲驱湿从水道出，不知其意何居。况既云当驱之于里，不必更出之表，而又云加白术合附子，以并走皮中逐水气，不仍出之于表乎。是尤氏于本条语意，全未体会。邹氏之说，差胜于尤，而亦未见其当。其解去桂加术也。曰：脾健则能制水，水在内能使下输膀胱而大便实，水在外能使还入胃中而大便濡。夫谓使在内之水下输膀胱，实非术之能事。仲圣加术，正取其不利小便。谓使在外之水还入胃中，则殆以大便硬而更崇其土，理不可晓，作此当然之想耳。

按：仲圣云，三服尽其人如冒状勿怪，此以术附并走皮中，逐水气未得除，故使之耳。可见术附并用，是使水从表除，不从里泄，即水不还入胃中之据。或谓如大便硬何。曰：小便数者，大便必硬，此小便自利，即小便数也。皮中之水不当留而留，水府之水当留而不留，脾不举其职，而肠胃与膀胱之传化咸乖矣。去桂加术，则小便节而本有之津液不随之而亡，亦脾职复而后致之津液可由是而裕，水湿外除，津液内蒸，谁谓白术之加，不足以濡大便哉。

白术，《大明》[1]主反胃、利小便，洁古主生津、止渴，殆不善会仲圣方而致误耳。五苓散药止五味，而交相为用，中多奥旨。夫所谓脉浮发热者，表证也，烦渴小便不利者，里证也。太阳表邪化热传本，因而渴饮，因而水蓄不化，因而小便不利。解表止桂枝一味，治里亦第利水而不涤热，且利水用至四味，不更助燥增热乎。要知表未全解，尚属阳中有阴，不似阳明病可任寒药。水为阴邪，非辛甘温不化，桂枝虽不以利水，而化气必藉桂枝。猪苓茯苓亦太阳药，协桂枝则利水而亦解表。五味分两皆甚少，且以散服，多饮暖水，为出汗计者至矣。而治里之法即具于其中。桂枝最少，欲其达表，泽泻最多，取其咸降，更以白术一味益中气，收水湿，安靖上下；而后表无不解，水无不行。表解水行，则热自撤，渴自止。若谓术能止渴、利小便，则实非其所长。茯苓泽泻汤治胃反吐，而渴欲饮水。胃反，是脾伤不磨，并挟饮邪，故以白术健脾胜水，非以止胃反。生姜半夏为治呕吐之专药，方有生姜无半夏者，以渴忌半夏也。白术味甘多脂，原能生津，观桂枝附子去桂加白术汤之治大便硬可见。然其性燥，用于有水湿之证，诚能使脾运而津生。若阴虚津枯，责效于白术，则白术谢不敏矣。

术之或去或加，见于理中丸者为多，欲明用术之道，于此求之，思过半矣。曰脐上筑者，肾气动也。去术加桂四两。肾气动，是欲作奔豚之征兆，以桂四两降而泄之，原有成法，见于《伤寒》《金匮》两书。加桂可矣，去术何为？夫土能制水，故《千金》以白术治髓溢，似此证正宜崇土；然术能御之不能泄之，不去术，则术横亘于中，足以掣桂之肘，此加桂所以必去术也。曰：吐多

① 《大明》：本草著作，即《大明本草》，原书名为《吴越日华子集》，又称《日华子诸家本草》，简称《日华子本草》，五代十国时期日华子所撰，20卷，全书收载药物600余种。

者，去术加生姜二两，下多者还用术。猪苓汤、五苓散、茯苓泽泻汤，皆有吐不去术。生姜泻心汤、黄芩汤、四逆汤、白通汤，皆有下利不用术。兹何为不然？不知此为寒霍乱言耳。吐多者吐多于下，下多者下多于吐。吐多于下，则里湿尚轻而胃逆为甚，加生姜是以辛散之，去术为甘壅也。下多于吐，则脾湿重矣，健脾除湿，非术不可。故吐多去之，而下多必还用之。曰：渴欲饮水者，加术足前成四两半。术非治渴之物，此不特不去而更加于前数，何故？盖理中所以温中，所以治寒多不用水之霍乱。今渴欲饮水，自非燥热之渴，乃因吐利重丧其津，而脾弱不振也。是虽有参以生津，而参以气胜，术以味胜。味胜者培中土而滋化源，尤为得力，故不加参而加术也。曰：腹满者去术加附子一枚。洄溪谓阳虚，尤氏谓气脾，邹氏谓脾实。按证是脾寒，《金匮》有腹满为寒之文，又观所加为附子，其为阳虚无疑。若是脾实，则当与以厚朴七物大柴胡大承气之属，与此悬绝矣。四逆温肾用姜附，此温脾亦用姜附。盖肾寒阳虚，必侵及脾，故以姜辅附。脾寒阳虚，其源由肾，故以附辅姜。其必去术者，阳虚必气滞，白术甘壅，去之为宜。是则尤说为尚得其半也。

《别录》术除心下急满一语，须连上消痰水看；然术不能独任其责，亦惟中虚者宜之。《金匮》云：病痰饮者，当以温药和之。苓桂术甘汤，四味皆相协以成功，无一味可缺。用于伤寒，则茯苓增一两以急下其水，白术减一两以微损其壅，为其气冲故也。而要非吐下之后，未必以术补虚。桂枝人参汤，证兼心下痞硬，而其用术也，以数下之后，利下不止，虚亦甚也。惟桂枝去桂加茯苓白术汤，表证未罢而去桂，心下满痛而加术，几令人不解。然服桂枝汤或下之，虽不切中病情，而病气亦已衰矣。头项强痛、翕翕发热，而脉不云浮，亦不恶寒恶风，翕翕乃微开微阖之象，是未可与头痛发热并论者，独水停心下满而微痛、无汗而小便不利，邪无从出，为是证之关键。盖太阳为寒水之府，头顶乃太阳经脉之所至，若非水停心下，前服桂枝汤即强痛可除。其不除者，半由寒水之不下行也。桂枝一味，无汗固忌，不治表亦无需乎桂，故去之。利小便当首推茯苓，故加之。水气因阳气不充而停，不益其气，病机不转，术益气而除湿，故加之。虽然甘壅之术，非满痛之心下所宜，其所以得收其效者，独赖有芍药以敛之耳。况术为脾家准对之药，得芍药自疾趋而入脾，得茯苓又相协而利水，水行则满痛必除，太阳之微邪，何至仍踞于表。甘草乃白术补虚之佐使。姜枣调营卫，使邪无所容，亦足代桂枝而宣力。术固不能独治心满也。

《别录》术主大风在身面，其所谓风，即海藏谓术补肝风虚之风。刘氏云：阳虚阴蓄，久而阴不化，则阳从之而化风，是谓风虚。又云：阳蓄阴中则气虚，气虚则生湿。是术之治风仍不离乎湿。《金匮》附近效术附汤一方，即治风虚之证也。《别录》又主风眩头痛目泪出，下句接以消痰水，盖以风眩本于痰水，消痰水即所以治风眩。邹氏谓湿与水与饮是一源三歧，历举《金匮》治眩与治湿治水各方以证之，并谓《本经》止汗除热，多系风湿相搏之证，如五苓散、防己黄芪汤、甘草附子汤，皆止汗除热之验，而不得用于温热之汗出身热，洵属确论。然其于《金匮》有不得其解者，谓小半夏加茯苓汤，治饮眩而不用术，以心下痞故。夫小半夏汤治呕吐之方也，药止三味，而必以小半夏加茯苓名之，明乎此以止呕吐利水为治也。虽然，呕吐因膈间有水，因膈间有水而眩悸，皆术所宜从事，即心下痞因饥而得者，亦何尝忌术，乃绝不许术阑入其间，诚不可解。愚盖细思而得其故焉，仲圣下字皆极有斟酌，呕吐而曰卒，卒字讵容忽过，呕吐由于卒致，则必膈间本无宿水，或因清阳偶弛，饮停不化，遂胃逆而为呕吐。脾固无恙，无虑其虚。以姜夏宣阳降逆于上，茯苓利水于下，足以疗之而有余。若再以甘壅之术，横于膈间，则非徒无益，而又害之矣。枳实薤白桂枝汤之治胸痹也，曰人参汤亦主之，一证而虚实不同，药即攻补相反，术之宜与不宜，不益可见哉。

黄连

王海藏云：黄连泻心实泻脾。刘氏释之，谓中土为心之用。心之用病即病乎心，是直以心病统归之脾病矣。脾病固能传心，心病岂能不传脾。夫苦入心，火就燥。黄连苦燥而寒，诚为手少阴除湿热之药，而其花黄实黄根黄，脾与肠胃亦皆其所司。特气味俱厚，惟治血热不治气热。故其功用首在心脾，次及肠胃。肠胃所治，亦属血中之热。肝肾亦得以黄连治者，盖其茎叶隆冬不雕，根则状如连珠，禀寒水之气而直抵极下也。其为入血，更不待言矣。

《本经》黄连主腹痛，黄芩不主腹痛，显以黄连为足太阴药。《金匮》小柴胡汤腹中痛去黄芩，黄连汤腹中痛不去黄连，正与《本经》适合。然黄连汤是以干姜人参治腹痛，黄连半夏治呕吐说详大枣，呕吐为胃病，而胃热必侵其脾，故腹痛亦非纯寒之证，兼有借于黄连。黄连所以标方名者，以病由胃中有邪气，明黄连之所独擅也。

诸泻心汤，大黄黄芩或用或否，黄连则无不用。心痞固非黄连不治，与干姜并用，则为除胃热之心痞，倚任之重，厥[①]由于是。乃大黄黄连泻心汤、附子泻心汤，名为泻心而加以大黄荡实，几令人疑，然而无庸疑也。二物同能泻心，同能除胃热。惟黄连燥而不走，协大黄则走。渍[②]以麻沸汤而不煎，且须臾绞汁，不使

① 厥：本义为发射石块。又借为代词，相当于其，表示他（们）。

② 渍：本义为浸泡，浸润，浸沤。又引申指积水，（疾病）沉重。

药力得尽，正是攻风痞之妙法。他处用以荡实者，曾有是乎。尤在泾[1]云：阳经之寒变为热，则归于气；阴经之寒变为热，则归于血。阳经之热，或有归于血者；阴经之热，则必不归于气。此即阴经之寒变热而以血药泄热者所谓气痞，盖血中之气也。心下若按之不濡，脉若不浮，不得谓之气痞，必不药渍而不煎。脉浮在关上，又即胃热用大黄黄连之所以然。是方与论固两相针对矣。至附子泻心汤，寒热互治，人所易晓，独又加黄芩何耶？盖附子气药，浮中沉无所不至，刘河间所谓乌附气暴能冲开道路者。以大黄黄连攻痞而下泄，附子扶阳而上行。譬之剿匪，夹击之后，难保无有余匪之窜逸者。加黄芩，所以除气热之由夹击而致者也。凡仲圣方计虑之周，类多如是，何见及者之鲜哉。

以大黄辅黄连之不逮[2]，推其法以治滞下，变渍为煎，亦属大妙。张洁古制芍药汤，用黄连木香于芍药大黄之中，颇得仲圣之意。直指之香连丸则少逊矣，盖黄连苦燥，木香苦温，皆气味俱厚，二物并用，未足以相济而不免于实肠。刘氏甚赞此方，谓气虚而有热者，舍寒凉无以为治，但寒凉必益其虚，和以木香，则寒凉更得奏功。窃谓木香固能调气，然不能调气虚有热之气。即寒凉药，黄连与大黄亦殊不同。缪氏论木香云，肺虚有热者慎毋犯之，刘氏何不审之甚。抑香连丸在直指，不得谓无深虑也。黄连二十两，以吴茱萸炒令赤，去吴茱萸不用，木香四两八钱，不见火，醋糊丸，配合炮制，悉有法度。总不欲以苦燥苦温之性滞于肠间。后人纷纷加减，大失其旨。粗工又于病者初起而用之，

---

① 尤在泾：即尤怡，字在泾，号拙吾，别号饲鹤山人，长洲（今江苏吴县）人，清代名医。著有《伤寒贯珠集》《金匮要略心典》《金匮翼》《医学读书记》《静香楼医案》。

② 逮：本义为追及，抓到。用作动词，引申泛指及，达到；捉拿，捕，押解囚犯。又用作“追”，表示趁着。

闭门逐贼，鲜有不蒙其害者矣。

昔人以芍药治腹痛为土中泻木，余主邹氏破阴结之说，独谓以木疏土说详芍药。若黄连治腹痛，真乃土中泻木矣。夫肝与胆为表里，热必属胆，寒必属肝，热而不上冲，则为肝阳乘脾，腹乃作痛。左金丸治胁痛之方也，而以治腹痛极效，抑青丸亦然。一以吴茱萸一两，佐黄连六两，一以吴茱萸汤浸黄连一宿。盖肝主疏泄，二味合用，使肝热下泄而脾土得安，此固为土中泻木矣。即就黄连思之，黄为燥金，苦能达下，亦具有制木之义。第以吴茱萸佐之，更开其去路耳。

黄连之用，见于仲圣方者，黄连阿胶汤、泻心汤，治心也。五泻心汤、黄连汤、干姜黄连黄芩人参汤，治胃也。黄连粉，治脾也。乌梅丸，治肝也。白头翁汤、葛根黄芩黄连汤，治肠也。其制剂之道，或配以大黄芍药之泄；或配半夏瓜蒌实之宣；或配以干姜附子之温；或配以阿胶鸡子黄之濡；或配以人参甘草之补：因证制宜，所以能收苦燥之益而无苦燥之弊也。

黄芩

人知黄芩为少阳药而不识其所以然，窃思其色青胜于黄，得甲胆之气，又中空似胆府，气寒能清胆热。胆属少阳相火，相火者佐君而行其令者也，人赖此火以动作云为，故气分之热，少阳为多。治气热之药，亦惟黄芩为方中易见。

金以黄为贵而黄属土，黄有土金相兼之德，故黄芩亦入肺胃与大肠，表里之热无不能解，《本经》所以主诸热黄疸肠澼泄利也。

黄连入心脾，而心脾皆主血。黄芩入胆肺，而胆肺皆主气。邹氏三偶之说，全然未当。即如黄芩汤，是用黄芩清少阳气热。

其加芍药，亦非用以入血说详芍药。

《本经》黄连主肠澼[①]腹痛，黄芩主肠澼不主腹痛。观仲圣黄芩汤、黄连汤之治，正相符合。盖腹痛为太阳病，或寒或热，必涉于血。黄连入脾清血热而兼入心胃，故治腹痛亦治肠澼。黄芩为胆经气药，能由肺达肠胃而不能入统血之脾，故治肠澼不治腹痛。洁古以为治脾湿者，未之详审也。

柴胡

人身生发之气，全赖少阳，少阳属春，其时草木句萌以至鬯[②]茂，不少停驻。然当阴尽生阳之后，未离乎阴，易为寒气所郁，寒气郁，则阳不得伸而与阴争，寒热始作。柴胡乃从阴出阳之药，香气彻霄，轻清疏达，以治伤寒寒热往来，正为符合。邹氏所谓鬯郁阳以化滞阴也。

凡证之涉少阳者，不独伤寒也。如呕而发热，呕属少阳也，热入血室[③]，寒热有时，属少阳也论凡三条惟此用小柴胡汤；大柴胡汤下用柴胡，心下满痛，属少阳也。至治劳用柴胡，寇氏[④]执定虚损

---

① 肠澼：中医病证名。痢疾的古称。澼，指垢腻黏滑，似涕似脓的液体。以腹痛、里急后重、排除赤白脓血为特征。《景岳全书》："痢疾一证，即《内经》之肠澼也。"《古今医鉴》卷八："夫肠澼者，大便下血也。"

② 鬯：通"畅"，茂盛。

③ 血室：胞宫、子宫、冲脉之别称。冲、任二脉盛于此而月事以时下。《女科经纶》："王太仆曰：冲为血海，诸经朝会，男子则运而行之，女子则停而止之，谓之血室。"《伤寒来苏集·阳明脉证上》："血室者，肝也。肝为藏血之脏，故称血室。"《类经附翼》："故子宫者，医家以冲任之脉盛于此，则月经以时下，故名曰血室。"

④ 寇氏：即寇宗奭，澧洲人，宋代药物学家。著有《本草衍义》三卷。

而受邪热，有热者始可。濒湖[①]驳之，则以劳在少阳与他经有热者悉宜之。邹氏又以二家之说，皆似劳非劳，如《金匮》所谓五脏虚热之热，其虚劳之宜柴胡与否，仍置不论。窃谓虚劳而用柴胡，仍当以少阳为断。少阳与厥阴，离合只在几微，热则为少阳，寒则为厥阴，有寒有热，则为少阳兼厥阴。虚劳有损及肝者，其脉必弦，弦脉亦属少阳。仲圣薯蓣丸有柴胡，何尝不治虚劳，何尝有发热之外证。再核之保命集之柴胡四物汤，局方之逍遥散，一治虚劳寒热，一治血虚寒热，皆病之涉少阳者，薯蓣丸何独不涉少阳。即四时加减柴胡饮子，退五脏虚热，虚邻于寒，虚热与盛热自殊，正少阳之分际，盛热则不可以柴胡治矣。

孙琳以柴胡治劳疟热从髓出，虽骨髓为肝肾所隶，而疟发于胆，胆与肝为表里，故少阳之气治，则骨髓之热已。推之《圣济总录》治小儿骨热，洁古[②]谓产后血热必用，皆有少阳相关之理。盖小儿之阳，阳而稚者也。产后之血，伤及肝胆者也。扶其生气，正惟柴胡为当。特不善审证制剂而第恃此物，则失之远矣。

昔人用柴胡之方不胜枚举，不必皆柴胡知己，而用之而有效者，非无故也。试即东垣补中益气汤言之，少阳之火，即气食少火之火。少火者，不寒不热，脾得之而升，肺得之而降，过寒过热，皆能犯胃作呕。胃岂可升，其气之陷者，实少火之不足也。柴胡升少阳而使适于中，则少阳自遂其生生之性而脾肺悉受其荫，此即十一经取决于胆之谓也。东垣以柴胡为升阳明之清气，而后

---

① 濒湖：即李时珍，字东璧，晚年自号濒湖山人，世称李濒湖，湖北蕲春人，明代著名医药学家。著有《本草纲目》《濒湖脉学》。

② 洁古：即张元素，字洁古，金代易州（今河北省易县）人，中医易水学派创始人，因居易水河畔，后世尊称易老。著有《医学启源》《脏腑标本寒热虚实用药式》及《珍珠囊》等。

人遂沿其误，治本草者盍[1]深究之。

《本经》柴胡去肠胃中结气，谓大柴胡汤用柴胡即去肠胃中结气，原非不是。然诸承气汤何以俱不用柴胡，《本经》所主，亦非专属肠胃。夫大柴胡汤之为治也，在《金匮》曰心下满痛，在伤寒曰呕不止，心下急，郁郁微烦，曰热结在里，复往来寒热，其用柴胡，岂只为肠胃中有结气。洄溪疏柴胡，谓《本经》治效皆主肠胃，已不善会《本经》，而又以为肠胃药非少阳药，则尤可异之至。洄溪不既云木能疏土乎，柴胡惟能达少阳之木气而后少阳得于肠胃疏其顽土，《本经》盖就愈病之所言之，非谓柴胡不入少阳也，洄溪亦自相径庭矣。

白鲜皮

白鲜之根作羊毡气，毡属风，宜治在下之风矣。而其根于四五月花开之后，即虚恶无用，是未花之前，其气上注必力，且采于二月风木司令，自于治头风极合。至味苦化燥，气寒已热，又能于湿热大展其用，治淋沥阴肿者，根走极下之验也。治黄疸湿痹者，皮走肌肉之验也。治四肢不安，腹中大热饮水者，皮黄白入肺胃之验也。用之于湿热，不必挟风，用之于风，不必挟湿而必挟热，否则于是物无当矣。

龙胆

黄芩主少阳之经热，竹茹主少阳之腑热，龙胆则主由少阳入

① 盍（hé）：本义为覆盖。引申指聚合。后借为疑问代词，相当于何。用作兼词，表示反问，相当于何不。

厥阴之热。其味苦中有涩，苦主发，涩主收，即发即收，其用在少阳者少，在厥阴者多，故用龙胆者皆取其泻肝。凡肝之热，有本脏挟胆而热者，有为胆所侵侮而热者。龙胆治胆侮肝之热，能内极于骨间，谓之治肝无愧。以其未全离少阳，故泻肝之气热，不泻肝之血热，龙胆之名，所由来也。

芍药

芍药十月生芽，正月出土，夏初开花，花大而荣，正似少阳渐入阳明，故得木气最盛。根外黄内白，则为具木气于土中而上生其金，金主攻利，又气味苦平，故能入脾破血中之气结，又能敛外散之表气以返于里。凡仲圣方用芍药，不越此二义，以此求之方得。

芍药《别录》酸微寒，隐庵[①]辈多议其非。今取嚼之，却带微涩，涩者酸辛之变味。况同一物而气质有厚薄，安知古之不异于今。即《本经》之苦平与酸微寒并体之，皆不外敛之与破。识得芍药之用，而无谓之吹求可已矣。

邹氏于仲圣方之有芍药，处处以破阴结解之，支离殊甚。桂枝汤因卫气外泄不与营合，故于桂甘温经驱风之中，用芍药摄卫气就营气，营气本未尝结，何待于破，此敛之义也。当归芍药散治腹中㽲痛[②]，此破之义也。桂枝加芍药汤治腹满时痛，此敛与破兼者也满须敛，痛须破。何可执破阴结一说，以概诸方。

腹痛为太阴血中之气结，芍药以木疏土而破结，故为腹痛专

① 隐庵：即张志聪，字隐庵，浙江钱塘县人，清代著名医家。著有《素问集注》《灵枢集注》《伤寒论宗印》《伤寒论集注》《金匮要略集注》《本草崇原》《侣山堂类辨》。

② 㽲（jiǎo）痛：腹中急痛或绞痛。㽲，腹中急也。

药谓于土中泻水者，犹属膈膜之论。下利乃阴气下溜，土德有惭，岂堪更从而破之，故下利断非所宜。若滞下之利，则正宜决其壅滞，芍药又为要药。洁古芍药汤用之而以名方，可谓得仲圣心法矣。

仲圣黄芩汤治下利何以有芍药，盖太少合病，邪已近里，无用葛根汤之理，治之宜从里和。黄芩清少阳之热而其气轻，加芍药以敛之，甘枣以固之，则里和而利止。且太少合病，则病气未肯骤下，欲其里和，焉得不敛，芍药之不可少如是。

甘遂半夏汤证，曰脉伏，欲自利，利反快，虽利心下续坚满。脉伏者，有留饮在内。欲自利利反快者，利不即利，既利则快。心下续坚满者，利后满减，过时又续，显系内有停阻，与滞下无异。芍药能破坚积，正其所宜。且以甘遂逐在上之留饮，而又以芍药敛而降之，则上下之邪尽去，用芍药之妙有如此，而注家从未见及，可异也。

芍药甘草附子汤证，曰发汗病不解，反恶寒者，虚故也，虚者阳虚，汗后气已外散，故以附子扶阳，炙甘草补中，芍药敛其外散之气，方义易见。而邹氏以芍药甘草为得桂枝汤之半，尽太阳未尽之风邪。此与桂枝汤何涉，且以芍药甘草当桂枝汤之用，不可谓非妄矣。

芍药为太阴血中之气药，不能破血中之血结，且味涩则破而不泄，故凡下瘀血之方，芍药得厕其间者，皆偏裨之任也。

芍药若用为补剂，必配合得宜，如四物汤之类，方能获益。辛佑之患消渴九年，止而复作，苏朴授以芍药甘草等份为末煎服，七日顿愈。陈日华谓古人处方，殆不可晓。实则无不可晓也，殆善师成无己酸以收之，甘以缓之，酸甘相合，用补阴血、敛逆气、除肺燥之意耳。此最得用补之妙法，单用讵能即补。洁古谓入脾经补中焦，东垣谓色在西方故补，皆足贻误后人。洄溪又但以为养肝之圣药，具亦昧之至矣。

古有减芍药以避中寒之说，寇氏然之，谓气虚禁用。此亦仲圣早有以示人者。《伤寒》太阴篇云：太阴病脉弱，其人续自便利，设当行大黄芍药者宜减之，以其人胃气弱易动故也。以芍药与大黄并称，即可知芍药之为芍药，胃弱宜减。更可知应用而尚不可多用，何后人直以为补剂而不加深考耶。

胃弱既宜慎矣，乃防己黄芪汤下云，胃中不和者，加芍药三分，则何以解之？夫芍药者，能敛外散之气以返于里者也。风湿脉浮身重汗出恶风，气之外散为何如，故其证有兼喘者，有兼气上冲者。和胃非他，敛胃气使下降耳，岂芍药而有和胃之专长。又肺与肠胃皆一气直下，芍药能敛气入里，即能下归肠胃，故芍药为脾药而兼为肺药为胃药也。

牡丹

心为牡脏主血脉，牡丹色丹属心。气味辛寒，故能通血脉除血热。辛寒兼苦，直抵下焦，故又泻肾脏阴中之火及肝热之由肾而致者。《本经》除癥坚瘀血留舍肠胃。盖丹皮非肠胃药，而肠胃有癥坚瘀血留舍则治之，义至精而至确也。

丹皮与大黄桃仁芒硝，皆能治下焦血分之病。而仲圣方或四物并用，或有大黄桃仁芒硝而无丹皮，或有丹皮而无大黄桃仁芒硝，或有丹皮桃仁而无大黄芒硝，或有大黄桃仁而无丹皮芒硝，用舍之间，讵[①]无深意。窃尝玩索而得之矣。大黄桃仁芒硝，是治客热传入之血结，病之骤得者。丹皮是治阴虚生热之血结，病之渐致者。大黄芒硝丹皮并涤血热，而大黄下夺而厉，芒硝咸降

① 讵：本义为副词，表示反问，相当于岂，怎么，难道。表示否定相当于无，非，不；又用作连词，表示假设时相当于如果；又表示选择，相当于还是；又引申指岂料。

而濡，丹皮去瘀生新而养阴，堪入于补剂。桃仁独不凉血，而破由气入血之闭滞。此四物功用之同而不同也。大黄牡丹汤，痈脓在大肠，丹皮冬瓜仁，乃治此证之专药。大黄桃仁芒硝，则因发热恶寒，必其始有外邪入里，用以下夺而加之，故四物皆不可少。桃核承气汤，表证未解而热结膀胱，宜大黄桃仁芒硝亟[①]攻其邪，而无庸丹皮之养阴。温经汤，病属带下而血瘀少腹，治以化气调经为主，丹皮兼疏其瘀，而无取大黄桃仁芒硝之伤正。桂枝茯苓丸，大意与温经汤无异，而下症以止漏，下症为重，故用丹皮又加桃仁，二物性皆柔缓，不伤胎气；若大黄芒硝之咸苦下泄，则非所宜也。下瘀血汤产妇有瘀血着脐下，非阴虚血热之比，无需乎丹皮芒硝，既服枳实芍药散而不愈，自非大黄不能下夺，桃仁䗪虫逐瘀而不峻，于产妇最宜，虽用大黄而蜜丸酒煮，用缓其性，仍所以顾产后之虚也。知此五方用舍之道，而余如鳖甲煎丸、肾气丸，可类推矣。

① 亟：本义为紧急，急迫，急切。用作副词，表示情态，相当于赶快，急迫地。《素问·四气调神大论》："无泄皮肤，使气亟夺。"《素问·腹中论》："居脐上为逆，居脐下为从，勿动亟夺。"《战国策·齐策三》："可以令楚王亟入下东国。"唐代柳宗元《与韩愈论史官书》："道苟直，虽死不可回也；如回之，莫若亟去其位。"

卷二

木香

用木香者多取其调气，顾其气味辛温而厚，不无重浊之嫌，粘牙而苦，亦少宣泄之力，故必阴中伏阳之证，如《本经》所谓毒疫温鬼者，最为相宜。否则一切纯寒无热之气滞等证，佐以生姜橘蔻，亦收殊效。世有以香连丸治痢而害即随之者，非木香之过而用木香者之过也。

木香[①]非血药，而有时血亦蒙其利者，则于归脾汤见之。归脾汤证为脾气虚寒，不能摄血。其方用心肝脾三藏之药，不为不多，独有统率全方者三物。远志醒心之阳，枣仁敛肝之阴，足为血之前导，然导之至脾而脾之闭拒如故，则亦徘徊门外耳。木香者，能于脾中行阳，阳一动而熏然以和，血乃归于其经，是木香者启脾之钥也。其能温气以荫血者如是。

补骨脂

按:《开宝》[②]补骨脂主治，以五劳七伤冠首而踵以风虚冷，是

① 木香:《神农本草经》云:“木香，味辛。主邪气，辟毒疫温鬼，强志，主淋露。久服不梦寤魇寐。”

② 《开宝》:本草著作，《开宝本草》简称。宋开宝六年（973）诏刘翰、马志等九人取《新修本草》《蜀本草》加以详校，参以《本草拾遗》，名曰《开宝新详定本草》。翌年又进行重修订正，共21卷，名曰《开宝复位本草》。

风虚冷由五劳七伤而致也。再继之以骨髓伤败肾冷精流，又由风虚冷而致也。夫肾家之风，有因热而生者，如天麻丸之用萆薢、元参、生地黄也。此则因虚冷而生风，故宜以味辛大温之补骨脂拯之。虚冷生风之候，喻西昌所谓两肾空虚，有如乌风洞，惨惨黯黯，漫无止息者是也。

姜黄　郁金

《唐本草》[①]于郁金曰辛苦寒，甚是。于姜黄曰辛苦大寒，其实温而非寒。惟以为大寒，故云除风热。邹氏不察，亦沿其误。并以姜黄主心腹结积，为治在上。郁金主血淋尿血，为治在下。意在求精求切，而不知其实非也。

姜黄，辛苦温而色黄，故入脾治腹胀；片子姜黄兼治臂痛，是为脾家血中之气药。郁金，苦寒而外黄内赤，性复轻扬，故入心去恶血，解心包络之热。其治淋血尿血与妇人经脉逆行，皆相因而致之效，是为心家之血药。此皆历试不爽者，《唐本草》可不必过执矣。

荆芥

考古治头项风强，一切偏风中风口噤，及吐血衄血下血，多重任荆芥，是其所司，总不离血中之风。能于血中散风，即系于血中行气，海藏故谓之肝经气药。但肝经之气，不能不涉及少阳，《本经》所主鼠瘘瘰疬即少阳病也。

---

① 《唐本草》：本草著作，即《新修本草》。唐代苏敬等编撰的中国第一部官修药典，载药850种。

荆芥，散血中之风，为产后血运第一要药。其芳温之性，又足以疗瘰疬疮疥，然无非利血脉去风毒而已。

谓荆芥为温升则兼凉降，为凉降则兼温升，要其温胜于凉，气亦带浊，于外感风寒用之，必涉血分头目昏眩者始得。《永类钤方》[①]治风热头痛，与石膏辛凉之味等份为末，茶调下，制剂亦妙矣。

薄荷

薄荷，《唐本草》治贼风伤寒发汗，《食性本草》治阴阳毒伤寒头痛，苏颂[②]、王好古[③]亦皆谓治风寒，外此诸家则皆谓治风热，究将何从？考古方多用于风热，鲜用于风寒，煮汁饮之，则洁古所谓去高巅及皮肤风热者甚验。气味辛凉而不似荆芥之温，终当以治风热为断。

邹氏解贼风伤寒，谓夏之贼风乃北风，定是夏令伤北风之寒，此于薄荷之治，亦尚有合。但邹氏专主此说而于风热不推及之，且以薄荷根不畏寒，苗不畏暑，为消息之所在，则泥之至矣。惟其根不畏寒，所以苗不畏暑。不畏暑，正辛凉之金气足以当日。与麻黄所产之地，冬不积雪，可对观而明。邹氏又谓薄荷发寒洳之覆，与荆芥香薷等，试思香薷何物而可与之等量耶。

薄荷于头目肌表之风热郁而不散者，最能效力。若配合得宜，亦可治上中焦之里热。凉膈散，龙脑鸡苏丸，以除胃热胆热肾热，可谓用逾其分矣。逍遥散合煨姜，又能变凉风为温风而治骨蒸劳

---

① 《永类钤方》：综合性著作。元代李仲南集成，后孙允贤补订。

② 苏颂：字子容，福建泉州（今福建省厦门市）人。药物学家、天文学家。著有《本草图经》《新仪象法要》等。

③ 王好古：字进之，号海藏，金元间赵州（今河北赵县）人，元代名医。著有《医垒元戎》《阴证略例》《汤液本草》《此事难知》等。

热，彼存胶柱之见者，得毋闻而惊怖耶。

青蒿

青蒿有二种，一黄色，一青色，生苗于二月，其深青者，更异于常蒿，至深秋犹碧，其气芳香疏达与柴胡相仿佛，非少阳药而何，所以柴胡治疟，青蒿亦治疟也。

青蒿，芳香疏达则能升，开花结子于七八月得金气多则能降，升与降互为牵制，故升降皆不得逞而力微，但其主留热在骨节间，则更有至理焉。青蒿至立秋后便节节生虫，既生虫，仍开花结子，其虫不啮梗不溃出，循梗而下，入土化他物，若青蒿之力有以抑之者然，是则以治劳热骨蒸，可谓恰如其当矣。

夏枯草

夏枯草或谓禀纯阳之气，或谓禀纯阴之性。以刘潜江阴在下能生阳，阳在上能化阴之说衡之，似乎刘说为长。但人身之阴阳，犹天地之阴阳，刘所谓阴在下阳在上者，自指阴始生阳极盛而言，阳之生阴之化，亦必指夏枯草而言。不知一阴生于下而草枯矣，何阳生之有。一阴生于下而草枯，其所感者在下之阴，非在上之阳，又何得谓阳在上而化阴。其理似精非精，仍不得据此为准。窃谓夏枯草生于一阳始生之时，当为阴退阳进、阴中透阳之物。迨交夏至，阴进而上，则阳退而下，此草透阳之生意亦即至此而尽，恶得不枯。娄全善[①]因其治目珠夜痛，点苦寒药不效之证，遂

① 娄全善：即楼英。一名公爽，字全善，号全斋，一作楼全善，浙江萧山人，明代名医。著有《医学纲目》《内经运气类注》。

反揣之以为禀纯阳之气。夫目珠夜痛，为阴中阳结之证。夏枯草若气禀纯阳，其于阴中之阳，必钮铻[①]而难入；惟其为阴中透阳之物，以治阴中阳结之证，乃得如饥食渴饮，适偿其欲。就是思之，尚有毫厘未合否耶。至洄溪谓性禀纯阴，故一交盛阳，阴气将尽，即成熟枯槁。竟以夏至阴生之时，为阴气之将尽，疏失至此，尤令人不解矣。

漏卢[②]

漏卢亦蒿类，而青蒿治疥疮痂痒，热在骨节间，此治湿痹之恶疮，热在肌肤。

青蒿芳香苦寒，合湿热而并除之，故宜于由湿转燥之疮。漏卢色黑咸寒，热散于肌表而湿使下渗，故宜于湿壅热炽之疮。

古方治发背[③]以漏卢汤为称首者，背为太阳寒水部分，漏卢咸寒而有白茸，正与相合。且热退即住服，明乎越境之不过问也。

漏卢下乳汁，是下热结而不下之乳汁，能消乳内胀痛，非下乳汁之通剂也。

麻黄

邹氏疏麻黄云：麻黄之实，中黑外赤，其茎宛似脉络骨节，中央赤，外黄白。实者先天，茎者后天。先天者物之性，其义为

---

① 钮铻：指互相抵触，格格不入。

② 漏卢：即中药漏芦。

③ 发背：中医病证名。指发于背部的疮疡。因发病部位不同又分为上发背、中发背、下发背，或上搭手、中搭手、下搭手；因形态不同又分为莲子发、蜂窝发。见《刘涓子鬼遗方》。

由肾及心，后天者物之用，其义为由心及脾肺。由肾及心，所谓肾主五液，入心为汗也，由心及脾肺，所以分布心阳，外至骨节肌肉皮毛，使其间留滞无不倾囊出也。故栽此物之地，冬不积雪，为其能伸阳气于至阴中，不为盛寒所凝耳。此论麻黄性用，致为精审，远胜诸家。按《灵枢·本脏篇》云："肾合三焦膀胱。"三焦膀胱者，腠理毫毛其应。麻黄虽入肾而中空轻扬，故为太阳伤寒泄表发汗之要药。肺之合皮毛，入太阳即入肺，入肺入心即入荣卫。麻黄茎并不白，邹氏谓其入肺而有意装饰之，未免蛇足。又叶天士[①]、陈修园咸谓肝主疏泄，以麻黄发汗为疏泄为入肝，不知肝能下泄不能外泄，其亦武断之至矣。与麻黄相助为理之物，其最要者有六：曰杏仁，曰桂枝，曰芍药，曰石膏，曰葛根，曰细辛。得其故而后知彼知己，百战百胜矣。今具论如下：

杏仁者，所以为麻黄之臂助也。麻黄开肌腠，杏仁通肺络，麻黄性刚，杏仁性柔，麻黄外扩，杏仁内抑；二者合而邪乃尽除。如麻黄汤治风寒，麻黄杏仁薏苡甘草汤治风湿之类皆是。

桂枝者，所以补麻黄之不足也。麻黄泄荣卫之邪，桂枝调荣卫之气。桂枝得麻黄，不至羁汗，麻黄得桂枝，即能节汗。二者合而正不受伤。此麻桂并用之方皆然。盖有视证候之重轻，暨他药之离合以为权衡者矣。

芍药者，一方之枢纽也。一征之小青龙汤，外寒与内饮相搏，干呕发热而咳，是证之必然非或然。麻桂散外寒，辛夏蠲内饮，姜味止咳逆，甘草合诸药以和之。寒则以汗解，饮则随便去，惟麻黄入太阳而上行，膀胱之气亦因之而不下行，小便不利少腹满，固意中事。加芍药者，所以驯麻黄之性而使水饮得下走也。若小

① 叶天士：名桂，字天士，号香岩，晚年又号上津老人。江苏吴县（今江苏苏州）人，祖籍安徽歙县，清代名医。著有《温热论》《临证指南医案》《未刻本叶氏医案》《本事方释义》《眉寿堂方案选存》《叶氏医案存真》《景岳全书发挥》。

便本不利，则麻黄直去之矣。全方蠲饮重于散寒，故名之曰小青龙汤。再征之乌头汤，麻黄气轻，驱风寒在肌肤者多，乌头气重，驱风寒在脏腑者多。麻黄除湿，是湿随风寒而去，乌头除湿，是风寒外散而湿则内消。麻黄伸阳而不补，乌头补阳而即伸。此治历节不可屈伸疼痛，二物所以必并用之故。虽然二物皆出汗而少内心，关节之病，非可一汗而愈者，故又以芍药从而敛之，使宛转于肢节而尽去其疾。黄芪疏荣卫之气，则为芍药之前驱。甘草则培中土以和之者也。以其有芍药能使麻乌下达，故亦治脚气。举此二方，而他之用芍药者可推矣。

伤寒太阳病将入阳明，则石膏为必用之药。大青龙汤中风二字，是与小青龙汤伤寒二字为互举之文。麻黄汤治伤寒，曰脉浮紧无汗，此亦浮紧无汗。大青龙别一条曰伤寒脉浮缓，浮缓有伤寒，浮紧岂反无伤寒。况伤寒一日太阳受之，脉若静者为不传，颇欲吐若躁烦脉数急者为传。此之烦躁，自因表实而邪不得泄，传入阳明所致。沈尧封[①]以烦躁为内伏之暍[②]热，不知阳明非腑实不至烦躁，安有内已腑实而外尚发热恶寒之理。以石膏治烦躁，谓之治太阳传入阳明之烦躁，与仲圣诸说无不吻合，复有何疑。且烦躁在心肾而治则在阳明者，非无谓也。太阳本寒标热，上与心下与肾为缘，太阳热闭，则心肾皆为之扰。太阳不治，则阳明亦所必传。是烦躁非心肾之自病，而阳明乃去路之宜肃。泄其热于表，清其热于里，则烦躁不治而自治。抑石膏者，泄肺即所以泄太阳也，太阳卫外之气，从皮毛而合肺，而石膏亦轻亦重，泄肺清胃，两擅其长，故独用治汗出之热，佐麻黄又治不汗出之热。若离太阳入阳明而成腑实之证，则石膏非所克任矣。

太阳将入阳明，葛根亦为必用之药。仲圣文义，多有参观互

---

① 沈尧封：清代名医，著有《沈氏女科辑要》。

② 暍（yē）：中医病证名，即中暑。见于《金匮要略·痉湿暍病脉证并治》。

勘[1]而后明者。葛根汤之证，曰太阳病项背强几几，无汗恶风。病云太阳，而方则以葛根标名。葛根者，太阳阳明交嬗[2]药也。何以言之？阳明病身热多汗，而葛根治大热不治多汗，且更解肌出汗。虽出汗而非散太阳初入之寒，所以为治太阳将入阳明之药。大阳寒邪化热，热烁其液，则项背为强，葛根起阴气以滑泽之，则变强为柔，与麻黄治无汗恶风，可称伯仲。然则是证二物足了之矣，复以桂枝汤何为？盖汗出表必虚，以和阳化阴之药继其后，则即攻即补，元气不过伤而易复，此用药操纵之法，仲圣方类如是也。

细辛与杏仁，皆所以为麻黄之臂助，而有大不侔者在。杏仁佐麻黄而横扩，是为一柔一刚．细辛佐麻黄而直行，是为一专一普。麻黄驱阴邪发阳气，不仅入少阴而用甚普。细辛则色黑入肾，赤入心或云赤黑，或云深紫，紫即赤黑相兼之色也，一茎直上，气味辛烈，故其破少阴之寒凝，锐而能专。考仲圣方佐细辛以治上者不一：如小青龙汤治水饮，厚朴麻黄汤治咳逆，桂甘姜枣麻辛附子汤治气分，皆所易晓。独麻黄附子细辛汤，治少阴病用细辛，则此义尘封久矣。试详言之：少阴与太阳为表里，脏若中寒，必始得之，即吐利厥逆，不至发热。今有但欲寐之少阴证而反发热，是无少阴之里证而有外连太阳之表证，自应以麻黄发汗。脉沉者急温之，自应以附子温经。至细辛一味，柯韵伯[3]谓散浮阳，邹氏谓无细辛为微发汗，则有细辛为大发汗，唐容川更以脉沉为阳陷，用细辛以升之。实于细辛性用，与仲圣因证制方之意，未经

① 勘：本义为校对，核定。引申指查看，探测，推究。又引申特指审讯，问罪。

② 交嬗：犹交变。嬗，本义为宽缓。后主要用于表示传递，传与。此义今作“禅”。又表示蜕变，更替。又同“禅”，指禅让。

③ 柯韵伯：即柯琴，字韵伯，号似峰，浙江慈溪人，后迁居虞山（今江苏常熟），清代名医。著有《伤寒来苏集》。

窥见。夫细辛与麻黄，同能彻上彻下，第麻黄中空轻扬，用以下行，非借他药之力不可。细辛无发表出汗之能《本经》麻黄发表出汗，细辛无之，而于风寒之在上在下附于骨节九窍者，则专力以去之，绝不旁骛。故防己黄芪汤，曰下有陈寒者加细辛，可见细辛散少阴经气之寒，厥有专长，非麻黄可及。然则麻黄附子甘草汤无细辛，而此何以有细辛，彼无里证而此何尝有里证，仲圣用麻黄必曰取微汗，此岂堪取大汗，则当于始得之与得之二三日，及麻黄煎法之不同，详究其义矣。经云：逆冬气则少阴不藏，肾气独沉。肾气沉则脉无不沉，即仲圣所云脉微细、但欲寐之脉，亦未始非沉，此单言沉者，以其沉之甚耳。脉沉自系少阴病本象，兹不云少阴病脉沉反发热，而云反发热脉沉，盖少阴病不应发热而反发热，发热则当由太阳而外达矣，乃发热而兼脉沉，岂能无二三日变为里证之虞。于是以附子专温其经，细辛佐麻黄，锐师直入以散在经之邪，麻黄先煮减二升者，欲其气之下注，不加甘草者，恐其缓三物而中停；此发热脉沉始得时之治法。若至二三日而无里证，则不至或有里证，不当以细辛先开其隙，故以麻黄附子治发热脉沉，而以甘草易细辛，且先煮麻黄只一二沸，以节其入里之势，而和其散邪之气，此正合得之二三日之分际。彼不言无里证，此不言发热脉沉者，互举之文也。仲圣之斟酌病机，可谓精矣。

更以仲圣用麻黄、杏仁、石膏而治法迥异者言之，大青龙汤三物并用，为发汗之峻剂，麻杏甘膏汤亦三物并用，偏治汗出而喘无大热者何也？此节文义，是将汗出二字倒装在不可更行桂枝汤下。惟其汗出，疑可行桂枝不可行麻黄。不知汗出而喘无大热，非桂枝证之汗出而为发汗后表已解之汗出。表已解故无大热，喘则尚有余邪，桂枝汤不可行，而大青龙不变其法亦不可行。夫是故变峻为和，以麻黄四两石膏倍之，俾麻黄之技不得逞，而余邪适因之而尽。且石膏倍用，不特制麻黄之悍，泄汗出之热，即杏仁亦必抑其外达之势，以下气而止喘。止喘非麻黄事耶，而汗出无大热之喘，则其喘为气逆多而表郁少，故麻黄减之而杏仁增之，信乎药物多寡之所关，非细故也。

石膏以两计者，与麻黄多寡易见，麻杏甘膏汤，石膏多麻黄一倍，核之治法正合。若大青龙汤石膏亦多于麻黄，则麻黄受制已甚，何至有汗多之虑。洄溪云：大青龙汤一剂，除大枣约共十六两，以今称计之，亦重三两有余，则发汗之重剂矣。虽少加石膏，终不足以相制也。夫所谓十六两者，已将石膏并计在内，所谓三两有余者，以古一两今二钱零计之，不知鸡子大一块，洄溪究作今称几何。余将石膏碎为鸡子大称之，总不在三两之下。而洄溪谓一剂共三两有余，真令人不解。王朴庄[①]精于算学，谓伤寒方一两准今七分六厘，则更无洄溪二钱零之多。今姑即二钱零为一两计之，麻黄六两，亦不过有今称两半，而石膏鸡子大一块，则有今称三两，是多于麻黄一倍矣。恐鸡子大一块字，不免有误。世有博雅[②]，盍[③]考订之。

麦门冬

麦冬形象，合之《本经》主治，自是胃家正药。徐氏云，麦冬甘平滋润，为纯补胃阴之药。后人以为肺药者，盖土能生金，

① 王朴庄：即王丙，号朴庄；清代名医陆懋修的外曾祖，江苏吴县人。王氏精于《伤寒论》，著有《伤寒论附余》《伤寒例新注》《读伤寒论心法》《迴澜说》《时节气候决病法》，经陆懋修重订收入《世补斋医书》。

② 博雅：学识渊博雅正。

③ 盍：本义为覆盖。引申指聚合。后借为疑问代词，相当于何。用作兼词，表示反问，相当于何不。

肺气全恃胃阴以生，胃气润，肺自资其益也。邹氏云，麦冬之功，在提曳胃家阴精，润泽心肺，以通脉道，以下逆气，以除烦热，若非上焦之证，则与之断不相宜。观此可以正李东垣但谓入手太阴而不及足阳明之非。

前人谓麦冬复脉通心者不一，大都其胸中先有《本经》胃络脉绝之见，而更征之以复脉汤、生脉散。窃谓胃之大络，内通于脉，脉绝乃胃络之不贯，非真脉绝。麦冬补胃阴以通络，而脉得所资则有之，亦非能径复其脉。能径复其脉者，厥惟人参，熟玩《伤寒》《金匮》两书自知。且心腹结气伤中伤饱，若非胃络脉绝，亦岂麦冬所能治。下文之羸瘦短气，即胃络脉绝之征。《本经》无一字虚设，而又上下相照应如此，愿与治《本经》者一质之。

徐氏极诋以麦冬治咳嗽，然《千金》《外台》治咳嗽诸方多有之，而实权舆[①]于仲圣之麦门冬汤。麦门冬汤，《千金》即列于咳嗽门，遇津枯火逆者。又何尝不是要药也。

瞿麦

瞿麦本淋药，而栝蒌瞿麦丸之小便不利，与淋证有间，何以用瞿麦，乃是方之微旨，则有可窥见者在焉。小便不利而有水气，其为下焦阳虚，显然易见。阳虚于下而热浮于上，所以又渴。薯蓣、附子能温肾补虚而不能止渴导水，故辅以栝楼根之生津，茯苓之化气，然小便不利而用薯附，岂无封蛰之虞。栝苓又和缓有余而勇健不足。然则排决之任，自当属之瞿麦。此以淋药治小便不利而恰如其当，仲圣真神化无方矣。

---

① 权舆：本指草木初发，引申为起始，萌芽，新生。

葶苈

大黄泄血闭而下热，葶苈泄气闭而逐水。凡水气坚留一处有碍肺降者，葶苈悉主之。惟泄肺而亦伤胃，故葶苈大枣泻肺汤以大枣辅之。

甘遂味苦甘，所治在中与下，能利水谷之道，故治留饮宿食，葶苈味苦辛，所治在上与表，但利水道，故主结气饮食寒热。试以大陷胸汤丸证之，大黄荡实涤热，上中下咸到，性极峻厉，故汤丸皆以为君，为陷胸之主药。陷胸汤加芒硝甘遂，而一则煮一两沸，一则内末者，以二物皆下趋极易，欲其回翔胸膈，化水食而软坚也。陷胸丸之证，曰项亦强如柔痓状。项强二字，实此证之主脑。

按：《素问》太阴在泉项似拔。项似拔者，湿上冲也。此强而非拔，为水结在肺无疑。曰如柔痓状，则与柔痓相似而不同可知。然则何以治之？夫结胸由于误下，误下故正虚邪入，水饮宿食，遂互结而不下，要其所入之邪，太阳病未解之阳邪也。阳邪劫液，故筋失所养而项强，是宜泄其为患之水，濡以柔筋之液，而大逐其心胃之热实，故用大黄硝遂无二致，而法则有变，药亦宜加矣。杏硝合研，所以润液而柔项，遂蜜同煮，所以安正而化结，葶苈泻肺水，为是方水结之专任，变汤为丸者，以项强不可以急图也。葶苈与甘遂，可同年语乎哉。

车前子

车前即芣苢，《神仙服食经》云：善疗孕妇难产及令人有子。陆机云：嫩苗作茹大滑，令人不复啖之。苗滑如是，其子治难产，自亦取其滑胎。惟令人有子，似未足信。不知虚弱之妇，无子贵补冲任，否则反是。车前子非他，盖为治难产之令人有子也。

车前子，为输泄膀胱湿热之药，《本经》主气癃、止痛、利水道、通小便，《别录》明目、疗赤痛，其功用已尽于是。若以治肾虚目暗，则须如加减驻景丸制剂为得，原方尚不及之。

昔人谓车前子利水窍而固精窍，似即补肾之谓。然茯苓利水不必有热，车前子则非热不治。茯苓尚伐肾邪，则车前子之固精窍，为何如之固精窍，可深思矣。

萹蓄

萹蓄叶绿茎赤，禀木火之气，而引蔓促节，气味苦平，能通利三焦，搜抉隐微湿热之病。故《本经》主浸淫疥瘙、疽痔、杀三虫，《别录》疗女子阴蚀。

《金匮要略》云：浸淫疮从口流向四肢者可治，从四肢流入口者不可治。盖口为脾窍，流向四肢，则湿热不致侮脾，脾土有权而可治。萹蓄引蔓促节，复节节开花，可不谓湿热流向四肢之象欤。

大黄

邹氏以大黄黄中通理，状如锦纹，质色深紫，为火贯土中，极服卢芷园行火用一语。窃思卢氏论素问承制生化之义固精，但浅学不易领悟。夫大黄火贯土中，或当能扶脾阳矣，然此其质耳。味则大苦，气则大寒，且于黄色中贯赤纹，则于脾中血分锢土之火，自当之辄息，锢土之火息，而心君生土之火，岂有不因之而行其用，此所以行君令、戡祸乱、拓土地而有将军之号也。

大黄色黄臭香，性与土比，故用于脾胃病极合。其能行火用上下表里咸到，则人多忽之，然有一言可以蔽之者，曰荡实涤热而已。热与实兼者，如大小承气汤下燥屎，大陷胸汤丸治结胸，抵当汤丸下瘀血，大黄附子汤治胁下偏痛，其但热不实者，如苓甘五味加姜辛半杏大黄汤治面热如醉，茵陈蒿汤治谷疸，泻心汤治心气不足，此二者之显有区别者。推是以求，则如鳖甲煎丸治癥瘕，大黄䗪虫丸治虚劳羸瘦，大黄牡丹汤治肠痈，大黄黄连泻心汤治气痞，非热实而同于热实，亦惟假荡涤之性功，扩神奇之妙用。而仲圣制剂之道，抑更有进者焉。己椒苈黄丸，曰肠间有水气。水者虚软之物，大黄能荡实不能捣虚，且泻水已有己椒葶苈，更益以大黄何为？或谓泄血闭而下热，或谓从大便而分消，皆意为揣摩，未足征信。独近人唐容川云：三焦者，决渎之官，水道出焉。三焦即膈膜油网，水从胃中四面微窍渗入油网，从油网入膀胱。若水走肠间则为停水，水停而不行于三焦，则水不化气而津不生，是以口舌干燥。治法宜将未入肠间之水，引之走三焦故道，既停肠间之水，从肠间而下夺。此据西医油网之说，征以《内经》三焦，核之是证是方，无不吻合，实胜旧解。盖防己纹如车辐，内黄外白，有从脾肺斡旋三焦水道之能。椒目温肾以蒸发其脾阳，除腹满而利水，犹肾气丸之有附桂，如是而三焦之故道可复矣。肠间之水，将遂施大黄以下夺乎，抑未也？夫大肠者糟粕所居，大肠有水，下即与糟粕俱下，虽非燥屎，大黄固与有责；特其所司全在肠胃，力不及肺。肺合大肠，非肺出治节，不能使水食俱下。葶苈为从肺至脾之药本邹氏《疏证》，利水道兼破积聚，故加之以辅大黄之不逮。且椒得大黄，庶[1]寒温相济，而肠胃之疾，亦必火用行而后已。此大黄之治肠间水气，有如此曲折微义，不可不知者也。

① 庶：大约，差不多。

夫大黄之为物有定，而用大黄之法无定。不得仲圣之法，则大黄不得尽其才而负大黄实多，否则为大黄所误而大黄之被诬亦多。《素问·至真要大论》，论制方之法甚备。而其间缓急奇偶，复极之气味厚薄、制小、制大、数少、数多，参伍而错综之，实有无穷之用。仲圣则正本此旨以制方，而不容以一端测焉。大黄气味俱厚，本峻下之物，因其峻下而微变其性以用之，则如大承气、抵当汤之大黄酒洗酒浸，以兼除太阳余邪也，大黄黄连泻心汤之大黄，以麻沸汤渍之而不煮，欲其留恋心下也，大黄附子汤大黄与附子并用，则变寒下为温下；茵陈蒿汤大黄与茵陈栀子并用，则不走大便而走小便；大黄用法之不同也如是。更以方剂言之，尤氏谓小承气无芒硝而但有枳朴，下趋之势缓，故曰小。不知小承气虽有枳朴无芒硝，而枳朴分两亦较大承气甚少，此制之大小，即承气大小所由名，岂在芒硝有无之别。且芒硝并不专取其下趋，调胃承气芒硝与甘草并用，则能调胃，大陷胸芒硝与甘遂并用，则能陷胸；大承气芒硝止三合，而调胃承气、大陷胸转用至半升一升；调胃陷胸有芒硝，而抵当汤丸转无芒硝；芒硝之功，不专在下趋亦明矣。柯韵伯谓药之生者，气锐而先行，熟者气纯而和缓，故大承气以芒硝专化燥屎，大黄继通地道，而后枳朴除其痞满。邹氏韪[①]之，其实似是而非也。芒硝之不取乎速下，上已言之。夫多煮者味厚，少煮者味薄；味厚则下之早，味薄则下之迟。枳朴先煮，欲其径下。硝黄则兼资以涤热，非故操之不可。故大黄后内[②]，芒硝止一两沸。小承气所以同煮者，枳朴既少，又无芒硝。且大承气以水一斗煮枳朴取五升，内大黄后尚取二升；小承气则仅水四升煮取一升二合，大黄虽与枳朴同煮，力亦不厚，何必再分先后。邹氏谓大陷胸汤用甘遂芒硝之锐，犹恐其暂通复

---

① 韪：本义为是，对。引申指赞美，赞同，美好。

② 内：本义为进入。是“纳”的初文。引申泛指纳入，交入。此义后作“纳”。

闭，故大黄先煮，使当善后之任。置全方配合之道不讲，而但于先后煮讨消息。不知芒硝甘遂，专治胸间热结水结，故芒硝止一两沸，甘遂内末而不煮，大黄本肠胃药，用以为硝遂前驱，故先煮之。邹氏又谓茵陈蒿汤，大黄栀子为前茅，茵陈为后劲。不知茵陈发扬芳郁，禀太阳寒水之气，善解肌表之湿热，欲其驱邪由小便而去，必得多煮以厚其力。与桂枝利小便非多用不可，正复相同。大黄止二两而又后煮，则与茵陈走肌表之气相浃，且能促之使下也。茵陈栀子皆走小便，大黄自亦不走大便矣。此仲圣制方之意，与《素问》相印合者也。可执一说而不究其所以然哉。

附子　天雄　乌头

邹氏论附子、天雄、乌头之性用颇精，为节其说曰，乌头老阴之生育已竞[1]者也，天雄孤阳之不能生育者也，附子即乌头、天雄之种，含阴包阳者也。老阴生育已竟者，其中空，以气为用。孤阳不能生育者，其中实，以精为用。气主发散，精主敛藏。发散者能外达腠理，敛藏者能内入筋骨。附子则兼备二气，内充实，外强健，且其物不假系属，以气相贯而生，故上下表里无乎不到。惟共中蓄二物之精，斯能兼擅二物之长，其用较二物为广尔。

《本经》附子主风寒咳逆邪气，后世缘此多以为治风之药，其实经文深奥，义别有在也。夫风有伤与中之分，伤者伤于营卫，中者中于经络脏腑。伤营卫者，寒郁于表而易化热，宜麻桂决不宜附子。中经络脏腑者，寒根于里而阳本虚，用麻桂又贵用附子。附子非风药，而《本经》之主风寒，盖指中风之风寒言，非指伤风之风寒言也。

---

① 竞：本义为比赛，角逐，互相争胜。引申指强劲。又通“境”，指边界。

《外台》谓中风多从热起，故中风有寒亦有热。风引汤治热之方也，热不用附子，固不待言。小续命汤治寒之方也，若附子即以驱风，何以附子外不少风药。其有附子无风药，如《近效》术附汤治风虚者有之，未闻能散外入之邪风也。邹氏谓附子之治风寒，是阳气不荣，风寒侵侮，阳振而风寒自退。似非不知附子治风寒之理者。乃又谓仲圣用生附子之方，皆兼有表证，而其所引白通汤附子汤，则并无未解之表邪。夫白通所以用葱白者，因少阴下利一往不返，失地道上行之德，葱白能入少阴而升之，非以表汗。附子汤证，是少阴受寒，而阳气不能四周。表何尝有风，脉沉固不当汗，且其方伍以参术之补，茯苓之降，又岂足胜解表之任。至仲圣附子生用，非属汗后，即是下利脉沉，汗后宜补表阳，下利脉沉宜挽其气，生用自胜熟用，此仲圣生用之意也。

或难予曰：恶风加附子，越婢汤非明证乎？何说之傎也！曰：大青龙汗出恶风者不可服，越婢汤加附子，则证为汗出恶风，若附子又从而汗之，独不畏厥逆筋惕肉瞤耶，盖加附子正以具汗出。赵氏云：恶风者阳虚，故加附子以入阳。然则舍附子则有亡阳之祸，岂果为驱风哉。

用附子于中风风寒，原可不过分，故三生饮无风药，以阳气一充而邪即自消也。若他风寒证，则定须分治。邹氏亦颇以附子与表药对举，暗中逗出，足见附子外尚有表药，其所引桂枝加附子汤等八方皆是也。惟其中桂枝附子、白术附子、甘草附子，则为治风湿之方；桂甘姜枣麻辛附子，则为治气分之方。夫风为阳邪，附子阳药，以其人阳虚而寒重，非扶阳则风不能以徒驱，故扶阳与驱风并行。寒为阴邪，湿亦为阴邪，风湿之风，与伤风之风，亦致不同，非阳虚不尔，故亦需附子。气分者，水寒之气，结于心下，证由少阴阳虚而来。故麻辛附子，温少阴而发汗；桂甘姜枣，化上焦之阳而开结，此从表解。枳术汤则从中泄，病同而治不同。水饮所作四字，赵氏本上下条皆有之，极是。又麻黄附子汤，以麻黄发表而少阴脉沉用之，正赖有附子温少阴也，否则脉沉无发汗之理矣。

附子为温少阴专药，凡少阴病之宜温者，固取效甚捷。然如理中汤治腹满，黄土汤治下血，附子泻心汤治心痞，甚至薏苡附子败酱散治肠痈，如此之类，亦无往不利。性其挟纯阳之性，奋至大之力，而阴寒遇之辄解，无他道也。

天雄，仲圣惟天雄散一方，附于桂枝加龙骨牡蛎汤后，不言所主何病。按：此与上节离合之间，必有窜乱，今细绎其文，自夫失精家至为清谷亡血失精，当是以天雄散主之，下以桂枝加龙骨牡蛎汤主之，正为合宜。何以言之？两方于失精家原可通用。但脉为极虚芤迟，证见清谷亡血失精，则已肾损及脾，不补脾则生精之源绝。故白术用至八两，少腹弦急、阴头寒、目眩、发落，种种肾病，自非他补肾药所能胜任，故选用精气充实不外泄之天雄，而以天雄名方。至其佐使之桂枝龙骨，尤微妙难言。桂枝汤桂枝止三两，而此乃倍之，欲其于太阳之经府俱到以化气。其证阴既下泄，阳自上浮，而脾肾咸虚之阳，不当潜以咸寒之牡蛎；得龙骨，则引火归土而亦不损其阳。且桂枝辅天雄则入肾释阴，辅白术则入脾温土，龙骨辅天雄则固肾涩精，辅白术则固脾祛湿。以天雄散隶于是证，义实至精至确。若脉得诸芤动微紧，虽天雄散亦可服，要不如桂枝加龙骨牡蛎汤为尤中窾[①]。盖脉芤动为阳，微紧为阴，阴阳气争则表里失和。治之以此汤，桂枝生姜甘枣为阳，芍药为阴。龙骨为阳，牡蛎为阴，于祛邪涩精之中，有表里相得阴阳互维之妙。此二方是于小建中汤肾气丸外，又别出良法者。就天雄散思之，则天雄所谓孤阳不能生育，其中实以精为用

① 窾：空隙，中空，空洞，不实，藏匿，枯；挖空。法则，规矩。古通“款”。

者，不于此可见其概也乎。

乌头治风，亦惟阳虚而挟寒挟湿者宜之。以其中空以气为用，开发腠理，过于附子。故古方中风证用乌头，较多于附子；抉壅通痹，亦过于附子。故仲圣治历节[①]不可屈伸疼痛，及逆冷手足不仁身疼痛灸刺诸药不能治，皆用乌头不用附子。乌头与附子，同为少阴药，而补益以附子为优，发散以乌头为胜。故肾气丸有附子无乌头，大乌头煎有乌头无附子。因乌头气散不收，故不解表之方，皆去滓内蜜更煮以节其性。仲圣之用乌头附子。可谓各极其妙矣。乃乌头赤石脂丸更二物并用，以治心痛彻背背痛彻心，取其母子相感以除内外之邪，此岂寻常思议所及哉。

半夏

半夏，味辛气平，辛则开结，平则降逆，为治呕吐胸满之要药。呕吐胸满者，少阳证也，故小柴胡汤不能缺此。推之治心痞、治腹胀、治咳、治咽喉不利，一皆开结降逆之功。要其所以结与逆者，由其有停痰留饮，乘阳微以为患，半夏体滑性燥，足以廓清之也。

---

① 历节：中医病证名。痹证的别称，亦称白虎风、历节风、痛风、痛痹。症见关节疼痛或肿胀畸形，疼痛剧烈，或游走不定，屈伸不利。见于《金匮要略·中风历节病脉证并治》。《诸病源候论·风病诸候》："历节风之状，短气自汗出，历节疼痛不可忍，屈伸不得是也。"《太平圣惠方》："夫白虎风病者，是风寒暑湿之毒，因虚所起，将摄失理，受此风邪，经脉结滞，血气不行，畜于骨节之间，或在四肢，肉色不变，其疾昼静而夜发，即彻骨髓酸疼，其痛如虎之啮，故名曰白虎风病也。"《圣济总录》："历节风者，由血气衰弱，为风寒所侵，血气凝涩，不得流通关节，诸筋无以滋养，真邪相搏，所历之节，悉皆疼痛，故为历节风也。痛甚则使人短气汗出，肢节不可屈伸。"

用半夏者，率以二陈汤能润大便，半硫丸能治虚秘冷秘[①]，谓润而非燥，究亦何尝不燥也，遇津亏无湿之人投之，立贻祸殃。惟仲圣取其长而弃其短，胃反为脾伤不磨，非有滞浊，乃佐之以人参，益之以白蜜，俾半夏之燥性尽失，而胃中之谷气以行。又竹叶石膏汤、麦门冬汤、温经汤三证，亦未可以半夏劫液者。乃其所伍者，为竹叶、石膏、人参、麦冬、甘草、粳米、阿胶、丹皮之属，是亦化半夏之燥而展其开降之能，所谓化而裁之存乎变也。

小青龙汤曰渴者去半夏，小柴胡汤曰渴者去半夏，此可为半夏非不燥之明征。然半夏之燥，燥而滑者也，能开结能降逆，与燥而涩者不同矣。

荛花

小青龙汤若微利者去麻黄加荛花，盖利则水气不径趋膀胱，更以麻黄升太阳，则水道益涩，水气必泛而为胀满，太阴篇所谓下利清谷不可攻表汗出必胀满也。荛花，《本经》主荡涤肠胃留癖利水道，则微利不至成滞下，而在上之水气亦去。且其用在花，走里兼能走表，故《本经》并主伤寒温疟饮食寒热邪气。若以茯苓泽泻治微利，则表邪亦从而陷之矣，此仲圣所以有取于荛花也。

菟丝子

菟丝子汁去面䵟，徐氏不解，叶香岩[②]谓升少阴，徐氏复不

---

① 虚秘冷秘：中医病证名。指不同证型的便秘。

② 叶香岩：即叶桂，字天士，号香岩，晚年又号上津老人。江苏吴县（今江苏苏州）人，祖籍安徽歙县，清代名医。著有《温热论》《临证指南医案》《未刻本叶氏医案》《本事方释义》《眉寿堂方案选存》《叶氏医案存真》《景岳全书发挥》。

信，不知此最易晓耳。菟丝延草木则根断，子中脂膏最足，故补肾精而主升。面为阳明之脉，而菟丝甘辛而温，能由阳明经上入于面，以施具滑泽之功，面䵟焉得不去，窃愿以此释徐氏之疑。

脾主肌肉，菟丝以寄生根断之性，补益其脾，故能充卫气而肥健,《老学庵笔记》谓久服生疽，其气之温可知矣。

他物补肾，补之而已，此能于补中寓升，故其治精自出溺有余沥，不得以涩剂目之。治消渴，则是化肾中之阴以升其液，亦非滋阴之谓。

五味子

喘与咳皆肺病，其有肾气逆而为喘咳者，则不得独治肺。五味子敛肺气摄肾气，自是要药。然但能安正不能逐邪，有邪用之，须防收邪气在内。仲圣以五味伍佳枝，则云下冲气，去桂加干姜细辛，则云治咳满，可见咳满之任，在姜辛不在五味。然而去桂不去五味，其它治咳逆诸方，又无不三物并用，其故何也？曰：足太阳手太阴同为一身之卫，二经之病，往往相通。小青龙汤，伤寒太阳病也，而杂证肺病亦恒用之。推之苓甘五味姜辛汤、厚朴麻黄汤，皆肺中有寒饮，皆小青龙出入加减。小青龙系外寒与内饮相搏，故咳逆；若兼外寒，方中必有麻桂，无外寒者无之。至三物并用，则非分疏不明。肺中冷必眩多涎唾，甘草干姜汤以温之，此干姜温肺之据。用干姜者，肺寒非干姜不温也。张隐庵之疏细辛也，曰：气味辛温，一茎直上，色赤黑，禀少阴泉下之水气而上交于太阳。审乎是而谓细辛不能发汗耶，则细辛辛温而烈，实能由少阴达表。谓细辛能发汗耶，则细辛细碎之体，那得劲力。所以发少阴之汗，必与麻黄并用；而散肺中寒饮，则正其所优为。二物一温一散，肺邪已足了之；而必加以五味，且数多于姜辛，几令人不解。此则治病即以善后，仲圣盖虑之周也。肺苦气上逆，咳则逆，喘则且至于胀，既张之肺，欲翕不得，有邪虽去而咳犹不止者，谓五味可无乎不可无乎。或曰：烦躁而喘者加石膏，胃热熏面者加大黄，得毋三物亦治热咳？不知饮自寒而挟自热，三物所治仍属寒饮，不得因是致疑。或又曰：三物治咳，惟细辛关系最重，而小柴胡汤咳加干姜五味，独不加细辛，岂传写有脱佚耶？夫寒饮迫肺而咳者，可从表解，可从下泄。少阳在半表半里，间有咳者，殆阳不胜阴而以微寒侵肺耳。无饮可蠲，何需乎细辛。此伤寒太阳少阳之分，断不容忽过者也。

尤氏曰：五味子治嗽，新病惟热伤肺者宜之。若风寒所客，则敛而不去矣。久病气耗者，非五味子不能收之。然热痰不除，则留固弥坚矣见《金匮翼》。

按：所论甚是，而不免于语病。肺为热伤，固非敛不救，如孙真人生脉散之以五味治暑病，然方中必重任人参、麦冬生津止渴之品。即尤氏所引治热咳诸药不效者方，亦何尝无清涤肺热如石膏、知母、枇杷叶之类，虽新病不得重任五味，有邪应兼除邪，治法与寒嗽不殊，未便故为轩轾①也。

栝楼根即天花粉　栝楼实即瓜蒌仁

栝楼根、实，《本经》俱苦寒，李氏谓根甘微苦酸微寒，实甘寒，辨之致审。

草木之根荄，其性上行；实则性复下降。栝楼根能起阴气上滋，故主燥热之烦渴；实能导痰浊下行，故主黏腻之结痛。此张氏之说至允，用二物者当作如是想。

---

① 轩轾：指高低、轻重、优劣。轩，车身前高后低。轾，车身前低后高。《诗·小雅·六月》："戎车既安，如轩如轾。"

栝楼根与葛根同主消渴身热，而仲圣治痉，则一用葛根，一用栝楼根何故？盖无汗而小便反少，气冲口噤，是风寒湿之邪，相搏于太阳阳明之交而不解，用葛根则能随麻黄辈散之于外。栝楼根无解表之长，而证是身体强几几然，俾与桂芍诸物养筋脉则适相当，此其所以攸[1]异也。

栝楼根本治热治渴，乃牡蛎泽泻散并不言渴，而其所伍者为泻水之物，是大病差后，虚热不免，而水去则阴复伤，以栝楼根润液而补虚，除病即兼善后也。栝楼瞿麦丸，上虽为渴而下则有寒，下寒故膀胱不利而水蓄，水蓄于下则阳浮于上，是渴为标寒为本，故以薯附温肺肾而化气，苓麦泄下蓄之水，栝楼根止阳浮之渴。不用膏知者，以渴非实热也。

栝楼实之长，在导痰浊下行，故结胸胸痹非此不治。然能导之使行，不能逐之使去。盖其性柔，非济之以刚，则下行不力。是故小陷胸汤则有连夏，栝楼薤白等汤则有薤酒桂朴，皆伍以苦辛迅利之品，用其所长，又补其所短也。

葛根

葛根与栝楼根，《本经》皆主消渴。而葛根起阴气，栝楼根不言起阴气。张隐庵以栝楼蔓延，结实之时，根粉尽消，结实既成，根复成粉。又凡草木根荄，性必上行，遂谓栝楼根能起阴气上滋。邹氏亦韪之。愚窃以为不然，用葛根者皆知为升阳明之药，栝楼根无用之为升者。虽凡根皆寓有升意，而用根之药不尽属能升，且以粉消为升，则有粉方掘，正在升力已退之时。盖其所以主消

---

[1] 攸：本义为洗沐修治。又引申指迅疾，处所。用作连词，相当于乃，于，就。又用作助词，用于动词前构成名词性短语，又用于句首或句中，相当于所。又通“悠”，指忧愁。又指久远。

渴者，为其性濡润而味苦寒，皮黄肉白，能劫肺胃之热，润肺胃之燥耳。别名天花瑞雪，亦正取寒润下降之意。葛根则异乎是矣，味甘平，为阳明之正药。内色洁白，则能由胃入肺。外色紫黑，则又由肺达太阳。味甘兼辛，则擅发散之长，层递而升，复横溢而散。升则升胃津以滋肺，散则散表邪以解肌。故栝楼根治身热，是以寒胜热；葛根治身热，是以辛散热。栝楼根止渴，是增益其所无；葛根止渴，是挹[①]彼以注兹。用葛根而过，有竭胃汁之虞，胃阴下溜，亦能起阴气以止利也。

葛根汤以桂枝汤加麻黄，讵不足发太阳之邪，而犹必重用葛根者，盖麻桂二方之证，均无项背强几几，太阳病而至项背不柔，则风寒已化热烁液，将入阳明，麻桂皆燥药，未足专任，能入阳明起阴气，滑泽其骨节，而又能化肌表之热者，舍葛根奚属。此葛根所以为一方之冠也。

凡寒阻于经，欲化未化而有表热之证，葛根能外达而解之。若已化热入里，或其热不应外解，则葛根无能为役。奔豚汤竹叶汤之用葛根，不得谓无表热应外解也。

何首乌

何首乌种分赤白，故气血兼益。藤夜交昼疏，故具阖辟之长。味厚入肾，涩入肝，苦则坚，温则补。陈修园但知其为苦涩，而于益气血具阖辟[②]之所以然，则未之见，其必有施之不当而为所误者矣。

修园于首乌能止久疟久痢则韪之，而一归于少阳，则知犹未知。夫久疟不止，势必损及于肝，肝病肾亦病。肾者三阴之枢也，

① 挹：古同“抑”，指抑制，按压。

② 阖辟：指闭合与开启。

欲枢转而止疟，自当补肝与肾。肝主疏泄，久痢则疏泄太过，肾亦失蛰封之职，亦必以补肝肾为要。修园既以首乌苦涩而短之，安得更有直折之威生发之气如彼云云者，称骥以力而不免于盐车之辱[①]，此可为太息者也。

刘潜江以《开宝》主瘰疬、痈肿、头面风疮、五痔、心痛，为效在气血之结而经脉为壅。黑髭发、悦颜色、长筋骨、益精髓，为效在气血之劣而形器有损。二者证绝相悬，而首乌并建厥功。正与阖辟之理相合，可知开宝非浪许也。

首乌之用，生熟迥殊，其已久疟消肿毒，皆是用生者。又消肿毒用赤不用白，补肝肾则以黑豆拌蒸，赤白各半，皆法之不可不讲者。

张石顽[②]云：今人治津血枯燥，大肠风秘，鲜首乌数钱煎服即通。其滋水之速，与肉苁蓉润燥通大便相仿佛。此亦修园所思议不到者，要之生熟之异用，所关甚巨，必不容忽耳。

萆薢

萆薢用根，取其入肾。茎叶俱青，叶作三叉，则入肝。根黄白色，则入肺胃。根多节而虚软，则能化阴伸阳而治痹。风寒湿之在腰背骨节而痛强者，阴不化也，以萆薢达之而阴化。风寒湿之为阴痿、为失溺、为老人五缓者，阳不伸也，以萆薢导之而阳

① 称骥以力而不免于盐车之辱：骥：骏马；盐车：运盐的车子。指让骏马拉盐车，比喻埋没人才。成语出处：《战国策·楚策四》“夫骥之齿至矣，服盐车而上太行。蹄申膝折，尾湛胕溃，漉汁洒地，白汗交流，中阪迁延，负辕不能上。伯乐遭之，下车攀而哭之，解纻衣以幂之”。

② 张石顽：即张璐，字路玉，晚号石顽老人，江南长州人（今江苏苏州）。著有《伤寒缵论》《伤寒绪论》《张氏医通》等。

伸。后世以萆薢为分清浊之剂，亦由阴化阳伸而后清升浊降。即止小便数、除茎中痛，均不出是义耳。

化阴非能益阴，伸阳非能助阳。盖萆薢者，所以驱风寒湿也。

萆薢，味苦则发，气平则降。力能外拓而性复下趋，故驱风寒湿而解之于至卑。此所以谓萆薢也。

防己

防己之根，外白内黄，有黑纹如车辐解，气味辛平，故治由肾以抵脾肺风湿之疴。肺主皮毛，将毋从皮毛而散乎？然车能环转不能外溢，故防己绝不发汗而第直泄于小便。如《金匮》己椒苈黄丸义见大黄，《千金》三物木防己汤可按也。

陶隐居云：防己是疗风水要药。水与饮皆湿类也，故防己黄芪汤治风湿，防己茯苓汤治水，木防己汤治饮，名虽有三，理无少异。惟风水二字，诚有不得而析者，风阳邪而风从外入，令人振寒，风寒初受，即宜汗解，防己非其责也。内伏之风，若内无阴邪，亦未能独存，故水饮湿悉其所因依，水饮湿去，则风与俱去。如此之风，方可治以防己。然苓术不能而防己独能之者，以黑纹如车辐解，正有风水相随之妙致也。

或云：防己地黄汤，治病如狂状妄行，独语不休，无寒热，其脉浮，岂亦有水饮湿也，而顾以防己治耶？曰：此仲圣别出手眼之方，未可与他并论者也。赵氏谓血虚从邪，邪并于阳而然。

按：本篇固以脉浮为血虚，《素问》阴不胜其阳则脉流薄疾并乃狂，固可为如狂之据，此注允矣。而不言邪为何邪。徐氏则谓风邪并入于心，心火炽盛，故如狂妄行，独语不休，较赵注为明晰矣。而于是方用药之所以然，则皆未发出。窃细玩之，四物酒渍取汁，自非阳邪表邪不尔。生地黄独多，自非补血凉血不尔。

有表邪而用桂枝防风，可知是外入之风邪。以生地黄偶桂枝、防风，可知治不以汗解。不以汗解而有酒行药势以搜之，则邪不至或遗。四物取生汁而地黄取蒸汁，则阴阳得以分理，既所以退阳而安阴矣。然而风无出路，则风仍不息。阴不复位，则阴仍羁阳。欲并者而使之分，仲圣所以有取于防己也。夫防己者，走表而亦下行者也。操运转之技，则表间之风自随之得息。具返本之能，则被扰之阴亦因之得静。或谓防己治风湿不治风燥，不知风药中用地黄至数倍，则风亦转燥为润，正与防己相宜，可谓以人巧夺天工矣。

泽泻

猪苓、茯苓、泽泻，三者皆淡渗之物，其用全在利水。仲圣五苓散、猪苓汤，三物并用而不嫌于复，此其故愚盖得之《本经》与《内经》矣，《本经》猪苓利水道，茯苓利小便，泽泻消水。《内经》三焦为水道，膀胱为水府，肾为三焦膀胱之主。合二者观之，得非猪苓利三焦水，茯苓利膀胱水，泽泻利肾水乎。猪苓者，枫之余气所结，枫至秋杪，叶赤如火，其无风自动，天雨则止，遇暴雨则暗长二三尺，作用与少阳相火正复无异。膀胱藏津液，非气化不出，茯苓色白入肺，能行肺气以化之。凡水草石草皆属肾，泽泻生浅水而味咸，入肾何疑。三物利水，有一气输泻之妙。水与热结之证，如五苓散、猪苓汤，若非三物并投，水未必去，水不去则热不除，热不除则渴不止，小便不通，其能一举而收全效哉。

消渴上中焦皆有之，或阴虚津亏而渴，或津被热烁而渴，或热与水结而渴。三物第利水以除热，何尝如人参栝楼根有生津补阴之能。李氏谓淡渗之物，其能去水，必先上行而后下降，以仲圣用三物稽之，正不必过高其论也。

虽然，于三物中求止渴，惟泽泻其庶几耳。何则？《本经》无泽泻起阴气之文，而《别录》固有之。泽泻起阴，虽不及葛根挹胃汁以注心肺，而得气化于水，独茎直上，即能以生气朝于极上，仲圣又不啻明告我矣。凡眩悸颠眩，多归功于茯苓，而泽泻汤治冒眩，偏无茯苓。冒眩者，支饮格于心下，下之阴不得济其上之阳，于是阳淫于上如复冒而眩以生。泽泻不特逐饮，且能起阴气以召上冒之阳复返于本。白术崇土，第以资臂助耳。大明之主头旋耳鸣，殆得仲圣此旨也。又肾气丸治消渴皆肾药。虽用茯苓，亦只借以协桂附化肾阳。萸地益阴而不能升阴。肾阴不周于胸，则渴犹不止，此猪苓可不加，而泽泻不得不加。故曰止渴，惟泽泻为庶几也。

菖蒲

邹氏云：人身灵明，犹火蓄石中；人身躯体，犹石能蓄火。假使躯体为寒水所蒙，灵明为痰涎所壅；则运动不周，视听不协。外之不化，由于内之不出。惟菖蒲生水石间，而辛温芳烈，有阳毕达，有阴悉布，故凡水液浑浊为神明之翳者悉主之。疏极精审，准是以用菖蒲，始克有当。

菖蒲用以开心孔发音声甚效，然须审定病之宜辛温者。王孟英昌阳泻心汤，以菖蒲偶竹茹、枇杷叶等味亦妙。内用仲圣泻心汤三物而以菖蒲代生姜，盖义各有当也。

水萍

水萍浮于水面，而味辛气寒，能发皮肤中湿热之邪汗，故《本经》主暴热身痒。《伤寒论》云：不得小汗出，身必痒。其身痒为有风寒之邪，宜以麻桂取微汗。此则湿热不汗出而痒，故水萍主之。水萍亦汗药也，而与麻桂有霄壤之殊。丹溪谓发汗胜于麻黄，不加分别。后遂有视水萍为峻剂而不敢用者矣。

《本经》以下水气，止消渴，两许水萍。盖以其状外帖水面，内含血络，水不能濡，则水气自下，日不能烁，则阴液固充，此效之所以并呈也。

《本经》未尝言风，而后世以风药推之。要知其所治为风热之风，非风寒之风。如《古今录验》以水萍与牛蒡子薄荷治风热瘾疹，则药病相当矣。

石斛

石斛为肾药、为肺药、为脾药、为肠胃药，诸家论说纷如，而咸未亲切，兼有疏漏。兹节采诸说，补其不足。仍即《本经》《别录》之旨，以疏通而证明之。石斛借水石而生，若石挹水以溉斛，斛因石以吸水。石属金，内应乎肺，气平亦入肺，水则内应乎肾，其为引肾阴以供肺，肺得之而通调下降无惑矣。斛之生不资纤土，而味甘淡则得中土之正，色黄又主五金之贵，合乎胃为戊土而属阳明燥金，与肺皆职司下行，故其为用，每以肺胃相连而着。惟既禀土德，何能于脾无与，肺胃与大肠皆一气直下，又何能于大肠无与。此石斛入肾入肺入胃而兼入脾入大肠之所以然也。石斛得金水之专精，《本经》强阴二字，足赅全量。所谓阴者，非寒亦非温，用于温而温者寒，用于寒而寒者温。《别录》逐皮肤邪热痱气，是温者寒也。疗脚膝疼冷痹弱，是寒者温也。要不出《本经》除痹补虚两端。痹何以除，运清虚之气，而使肾阴上济，肺阴下输也。虚何以补，布黏腻之汁，而使撼者遂定，豁者遂弥也。是故肺胃得之则下气平气，脾得之则长肌肉，肠得之则厚肠，肾得之则益精，大凡证之恰合夫斛者，必两收除痹补虚之益。若专以之除痹，专以之补虚，则当弃短取长，而制剂之有道可矣。

寇宗奭[①]曰：治胃中虚热有功。雷敩[②]曰：涩丈夫元气。玩此二说，则知有实热与当利小便者，皆不得用。粗工以内伤外感，悉可倚仗，摇笔辄至。不知施于内伤而误，其失只在寡效。施于外感而误，则不免于闭邪矣。

骨碎补

骨碎补，《开宝》主破血、止血、补伤折。其所破之血，乃伤折之瘀血；所止之血，乃伤折之好血。非谓其于他处能破血复能止血也。

伤在皮肤曰伤破，在筋脉曰伤断，在骨曰伤折。骨碎补寄生树上或石上，多在背阴处，其根有黄赤毛，所抽之叶，则有青绿黄白赤紫各点，宛似效力于骨碎之处而调其血脉。又寸寸折之，寸寸皆生。处处折之，处处有汁。气味苦温，故能入肾坚肾补伤折。且无花无实，力专而不分也。

李氏谓，以骨碎补研末，入猪肾中煨熟空心食，治久泄顿住。其补肾之功，自不可没。则他方书治耳鸣牙疼，亦必不虚。要知其为苦温之剂，勿施于阳胜之体而可耳。

胡麻

胡麻味甘臭香，合乎土德，且结角上耸，饱含脂液而不俯，

① 寇宗奭：宋代药物学家，著有《本草衍义》。

② 雷敩：南朝药学家，生卒不详。著有《雷公炮炙论》三卷，记载中药材炮、炙、炒、煅、曝、露等十七种制药法。

又与脾职之上升无异。故主伤中、虚羸、填髓脑，补中而亦补上。功在增液，则润肌肤、泽骨节、乌须发、益乳汁，皆效有必至。陈士良云：初食利大小肠，久食即否。可知其力能下及而性复上注矣。

大麻仁

仲圣麻仁丸证，是脾受胃强之累而约而不舒，于是脾不散精于肺，肺之降令亦失，肺与脾胃俱困而便何能下。麻仁甘平滑利，柔中有刚，能入脾滋其阴津，化其燥气。但脾至于约，其中之坚结可知。麻仁能扩之不能破之，芍药乃脾家破血中之气药，合施之而脾其庶几不约矣乎。夫脾约由于胃强，治脾焉得不兼治胃，胃不独降，有资于肺，脾亦焉得不顾，故又佐以大黄枳朴攻胃，杏仁抑肺。病由胃生而以脾约标名者，以此为太阳阳明非正阳阳明也。兼太阳故小便数，小便数故大便难。治法以起脾阴化燥气为主，燥气除而太阳不治自愈，故麻仁为要药。治阳明腑病非承气不可，故取小承气之大黄枳朴而复减少其数也。

复脉汤用之，则佐姜桂以通阳，佐胶地麦冬以益阴，与后世取汁煮粥以治风治淋，总取乎润燥抉壅，柔中有刚也。

粳米

稼穑作甘，为土之正味。不似他物之甘，独有所偏。粳米平调五脏，补益中气，有时委顿乏力，一饭之后，便舒适异常，真有人参不逮者，可以想其功能矣。

粳米得金水之气多，于益气之中兼能养阴，故补剂寒剂，无不可赞助成功。

谷为人生至宝，而霍乱痧胀，与夫欲吐不吐，欲泻不泻之证，周时内咽米饮一口，即不可救。盖暑湿秽恶之邪，充斥隧络，而米饮入胃输脾归肺，又适以恢张之，使无一隙之余，所以告危如是之速。

薏苡仁

李濒湖云：薏苡仁属土，阳明药也，故能健脾益胃。刘氏驳之，则云，胃为五脏六腑之海，其清气上注于肺，所以能注于肺者，实由于脾。脾气合于肾以至肺，肺气合于心以归肾，此三阴之气，谓之元气，即中气也。然若胃阳虚，则脾之地气不升于天，势必湿盛化热凑于胃脘之阳以伤气。胃阳亢，则肺之天气不降于地，亦必热盛化湿，还迫于脾脏之阴以伤血。伤气者肺受之，为胸痹偏缓；甚或肺阴大损，为肺痿肺痈，更因伤气而病乎藏血之肝，为筋急拘挛。伤血者脾受之，为肠胃不利，甚或脾气大虚，为水肿为久风湿痹，且移患于下部为疝。凡此皆胃气之病于上下者也。薏苡生于平泽，气寒味甘，水土合德，乃实结于盛夏，则润下之气，还就炎上；而采实在于秋末，则热浮之气，又归凉降。有合于胃达地气而不病于湿之化热，更合于胃达天气而不病于热之化湿。举前证胥[1]能治之。夫中气不病于湿，即不病于热，除湿而即能清热者，非胃之专功而胃第为之枢也。如李氏言，泛泛与燥湿健脾者同论，将所谓清热、疗痿、和血、润筋者，归于何地乎。然薏苡为益中气之要药，而其味淡，其力缓，如不合群以济，厚集以投，亦不能奏的然之效。又云：此言筋挛，乃湿热伤血而病于筋膜干者。经所谓大筋緛短是也。肝藏血而主筋，湿热固血分之病也。按李说固未中肯綮，而刘氏张皇幽眇，致多委折。微

① 胥：本义为蟹酱。表示范围相当于都、全。

论脏腑阴阳升降出入，不尽如其言。而即其言复之，实亦有自呈其阙者，不能为讳焉。伤气之内，插入更因伤气一句，是以筋急拘挛，为尽属伤气之传变。伤血宁无真正血证，而猥以肠胃不利等四项当之。皆意为牵合，无与实理。薏苡能使胃阳不虚，胃阳不亢，又能使脾合肾以至肺，肺合心以归肾，宜乎用处至赜，如四物四君子之类，何以古方选入者，如晨星之落落！？况云须合群以济，厚集以投，则固知薏苡不能兼揽众长，而又何为滥许之乎！？薏苡能使湿不化热，热不化湿，自是除湿而亦清热，乃又云除湿而即能清热，岂并薏苡之气寒而亦忘之乎！？即以薏苡为除湿，而又云薏苡润筋，是视薏苡与牛膝无二矣。牛膝治筋膜干之四肢拘挛不可屈伸，以其根柔润而中有白汁也。润筋者不能除湿，除湿者不能润筋，理固然也。肝藏血而主筋，然筋病不得竟指为血病，此亦不容不辨者矣。

《本经》一书，原有汉人羼入之句，其精奥处，则字字金玉，决非圣人不作。如薏苡仁主筋急拘挛、不可屈伸、久风湿痹、下气数语，真万世矩矱，自《千金》《外台》以及后相传之佳方，凡用薏苡仁者，必兼有筋急拘挛、不可屈伸之证，寒挛用为佐使，亦取其能舒筋。古方小续命汤注云：中风、筋急拘挛、语迟、脉弦者加薏苡仁。李氏以加薏苡为扶脾益肝，不知其有舒筋之妙可谓愦愦。又薏苡仁丸治胁痛，胁痛非肝病耶。妊妇禁服薏苡，非以其泻肝堕胎耶。然则肝之合筋，薏苡安得非肝药。不解金元以来，竟无一人阐及。天门冬主暴风湿痹，薏苡仁主久风湿痹。久字固大有义在。盖风湿痹非寒药所宜，风湿久而不解，则寒将化热。如《金匮》麻黄杏仁薏苡甘草汤，汗出当风久伤取冷是寒，发热日晡所剧是寒化之热，麻黄所以驱寒，薏苡所以除热。无热非薏苡责也。凡此所治，悉与《本经》符合。再以薏苡体之，《纲目》载马志云：薏苡取青白色者良。苏颂云：薏苡结实青白色。雷敩云：薏苡颗小色青味甘。据此，薏苡决非纯白。苗发于仲春与色青，得木气为多。实采于九秋与色白，得金气亦多。色青兼白，则为金木相媾。味甘而淡，则入胃不入脾。主疏泄者肝，司肃降者肺，胃亦传化下行之腑，是肺肝挟金木之威，直走而下，由胃而小肠而膀胱，皆其所顺由之路，且气寒复归于肾，湿何能不去。后人以利小便治疝，皆深得此意。刘氏以实结盛夏，为润下之气还就炎上。不知实结盛夏，是水不畏火，不畏火则制火。水自就水，奚肯就火。《本经》《下气》二字，又包有至理如此。

刘氏以此之筋挛为筋膜干，余既略驳之矣。考刘氏此篇宗奭曰一段加注云：受湿则筋缓，然湿即化热，湿合于热则伤血，血不能养筋则又挛缩。筋挛固有因血虚者，而此则不然。邹氏云：筋之为物，寒则坚劲，坚劲则短缩；热而緛缓，緛缓则弛长。此为不挟湿者言也。若挟湿则大筋横胀，横胀则緛短；小筋纵伸，纵伸则弛长。凡物皆然。特能短而不能劲，与因寒而缩者有异。按横胀之说，未经人道，较刘氏自胜。然《灵枢》湿热不攘，大筋緛短，小筋弛长。是緛短时湿已化热。盖初虽横胀，不致短缩，惟化热之后，所谓食气入胃，散精于肝，淫气于筋者，遂渐被其烁，筋为之缩。云不攘，则热由湿化，已非一日，与《本经》之言如出一辙。薏苡止泄热驱湿而筋即舒，试之屡验。若伤血而待养血，则不能如是易矣。

《本经》久风湿痹，系于筋急拘挛不可屈伸之下，明其病之属筋，而上下文若断若续，儿索解不得。《金匮》胸痹缓急一条，正为《本经》点睛。胸痹即风湿痹，在手足为不可屈伸，在胸为一缓一急，皆久而后成，皆筋病也。缓急二字，前人注多支吾，惟邹氏于《灵》《素》之言阴跻阳跻与足阳明颊筋，推类以求，并绎巢元方之论胸痹，谓五脏六腑之寒气，因虚而上冲胸膈者，寒冲于左，则逼热于右，寒冲于右，则逼热于左。寒者急，热者缓。可谓今日发蒙旷然已昭矣。或问寒湿热湿，各有专药。湿既化热，乃舍治热湿之专药而用薏苡，不名之为热湿，其亦有说乎？曰：痹无热痹，湿化之热，终不离寒。故不曰湿热风热，而曰久风湿痹。证为热中有寒，缓急自非专由于热，此理性寇宗奭及之。曰：受寒使人筋急，寒热使人筋挛；若但受热不曾受寒，则不至筋挛。虽与邹说微异，然缓急实惟薏苡一物治之。何则？寒即是湿，湿去寒亦去，薏苡治筋有专长也。然则仲圣何为又加附子乎？曰：胸痹由于阳虚，本非辛温药不治，用附子不用薤桂者，以薏苡有损阳之虞，附子足以敌薏苡而舍短取长。非以薏苡治热，附子治寒也。

李氏谓：薏苡健脾益胃，虚则补母，故肺痿肺痈用之。刘氏谓：治痿独取阳明。阳明湿热盛则成肺痿肺痈。大肠与胃之湿热散，则肺痿肺痈自愈。噫，二家之言，粗疏甚矣！夫治痿独取阳明者，为痿躄言之也。与肺痿之痿，讵得同论。且薏苡肺药而肺痿不治，肺痿而至吐脓成肺痈则治之，肺痈之中，又以胸中甲错为最宜。何则？胸中甲错，乃肺热烁液所致。虽在肌肤而与筋膜联属，肝与有责。薏苡泄肺热而能疏筋膜中干涩，故为妙药。如《千金》苇茎汤可征也。肺痿何以不治？肺痿之因有二：属虚冷者无论矣；即肺由热烁而津液已枯，筋膜无故，薏苡不能润液而且竭液，奚借此为。肠痈何以治之？则亦以身甲错故。甲错虽不在胸，而其为痈脓则一，痈脓亦不能专任薏苡，而因痈脓而甲错，则非薏苡不任，与胸痹之专治缓急无二义。尤氏谓此肠痈为小肠痈，与余薏苡由胃而小肠而膀胱之说适合。或疑肺药多入大肠，薏苡何独不然。曰：此正金木相媾，肝主疏泄而薏苡为肝药之据也。薏苡之主治，肝居首，肺次之，胃以下皆其所递及。方书胃病无治以薏苡者。盖其补土，止补肝中之土，所谓五脏皆有土也。

前人惟视薏苡为补中土之药，故谓其力和缓，然用之中的，为效极速，何和缓之有哉。

绿豆

豆本脾家中宫之物，而绿豆皮寒肉平，是为由中达外以解热，故外科护心散，用绿豆粉使毒气外出，若肌肤之热毒，但须治肌肤者，更其所宜矣。

世以绿豆解药误，不知绿豆能压热解毒，非能于无热毒之误药，亦化为乌有也。

扁豆　扁豆叶

扁豆花白实白，实间藏芽处，别有一条，其形如眉，格外洁白，且白露后实更繁衍，盖得金气之最多者。凡豆皆甘而入脾，故能于夏令湿盛脾弱之时，布清肃之令，复敦阜之气。此《千金》与局方治霍乱所以用实也。然其补脾之力极厚，必得脾受湿困而不腹痛不郁闷者，方与之宜。是则《别录》主霍乱吐下不止，不属之实而属之叶，固甚有道矣。夫霍乱者，阴阳清浊，二气相干。扁豆当盛热蕴隆，花尚未有，而其枝叶愈矗立不挠，是阴森之叶，与酷烈之日，各不相下，绝无妨害，用于清浊不调之霍乱，自然清者归清，浊者归浊。然则《唐本草》吐利后转筋，生捣一把入少醋绞汁服立瘥者，可以证《别录》之不诬矣。

俗称避暑扁豆棚下能作疟，甚至扁豆亦多不以充蔬，此亦有故。扁豆以阴森之叶，御酷烈之日，而花白实白，全具金气，其不畏暑明矣。不相畏则相争，疟为邪正相争之病，故有所忌。豆壅脾气，更何以解。仲圣所以谓患寒热者不可食也。

淡豆豉

淡豉，《别录》苦寒。李氏谓：黑豆性平，作豉则温，既经蒸罯，故能升能散。窃谓仲圣用作吐剂，亦取与栀子一温一寒，一升一降，当以性温而升为是。

《别录》主烦躁，而仲圣止以治烦不以治躁。若烦而兼躁，有阳经有阴经。阳经则用大青龙汤、大承气汤，阴经则用四逆汤、甘草干姜汤、吴茱萸汤，皆无用淡豉者。盖阳经之烦躁，宜表宜下；阴经之烦躁，宜亟回其阳。淡豉何能胜任。《别录》以主烦躁许之，殊有可商。

烦有虚有实：虚者正虚邪入而未集，故心中懊憹；实者邪窒胸间，故心中结痛。虽云实，却与结胸证之水食互结不同，故可以吐而去之。证系有热无寒，亦于肾无与。所以用豉者，豉苦温而上涌，栀泄热而下降，乃得吐去其邪，非以平阴逆也。

张氏谓淡豉主启阴精上资，而邹氏遂以此为治伤寒头痛及瘴疠恶毒之据，不知其有毫厘千里之失。盖伤寒初起，与瘴疠恶毒，虽身发热，实挟有阴邪在内，故宜于葱豉辛温以表汗，或协人中黄等以解毒。何资于阴藏之精。且淡豉亦何能启阴藏之精者。试煎淡豉尝之，便欲作恶，可恍然悟矣。

淡豉温而非寒，亦不治躁，确然可信。邹氏过泥《别录》，遂致诠解各方，忽出忽入，自相径庭。黑大豆本肾谷，蒸罯为豉，则欲其自肾直上。因其肾谷可以治肾，故《千金》崔氏诸方，用以理肾家虚劳。因其为豉不能遽下，故与地黄捣散与地黄蒸饭。邹民谓于极下拔出阴翳诚是。乃其解葱豉汤，既谓宜于病起猝难辨识，又谓是热邪非寒邪。不知葛稚川立方之意，以初起一二日，头痛恐寒犯太阳，脉洪又恐热发阳明，投以葱豉，则邪解而阴阳两无所妨，正因难辨而出此妙方，宜后世多奉以为法。煎成入童便者，以葱豉辛温，少加童便，则阴不伤而与脏气相得。如淡豉本寒，更加以童便之寒，葱白虽辛而亦寒，外达之力，必致大减，恐无此制剂之理也。

邹氏又以《素问》气寒气凉，治以寒凉，行水渍之，注家谓热汤浸渍，则寒凉之物能治寒凉，于是引《伤寒论》用豉诸方，皆不以生水煮，为合以寒治寒之旨。《金匮》栀子大黄汤，不以治寒，则四味同煮，不分先后。噫！邹氏误矣。所云注家，殆近世不求甚解者耳。按气寒谓北方，气凉谓西方，跟上节西北之气句来，治以寒凉行水渍之，跟上节散而寒之句来，上言其理，此明其治。王太仆注云：西北方人皮肤腠理密，人皆食热，故宜散宜寒。散谓温浴，使中外条达，行水渍之，是汤漫渍。张隐庵云：西北之气寒凉，人之阳热遏郁于内，故当治以寒凉。行水渍之者，用汤液浸渍以取汗。合二说观之，经所谓渍，定是浴以取汗，今西北方人惯用此法，并非以热汤渍寒药。若谓以热汤渍寒药，即可以治寒病，则药物不胜用矣。然则栀子豉汤，先煮他药后煮淡豉何故？盖此与泻心用麻沸汤渍之绞汁无异耳。豉本肾谷，欲其上达，故不多煮，大凡用豉以取吐取汗，法皆如是。取汗如枳实栀子豉汤，煮豉止一二沸，以有枳实抑之，故用豉至一升，而煮则一二沸无妨也。栀子大黄汤四味同煮，则以不取吐不取汗，自宜多煮，豉用一升，亦以所偶为大黄枳实，而豉尚欲其治上也。他若《金匮》瓜蒂散，则以生水煮取吐矣。但豉用七合，不云下水若干，以生水任煮而不为之限，可见必欲竭豉之力。味厚则下趋易，或疑此与吐法不悖乎。不知吐宿食与吐寒饮不同，吐宿食自当少抑其上浮之性。虽抑之，而以苦温之淡豉，偶苦寒之瓜蒂，甘酸之赤豆，终必激而上行。且苦寒甘酸者杵为散，苦温者煮取汁，皆有一升一降，故拂其性以激发之义，安在不为吐法。邹氏于经旨方意，咸未彻悟，强为扭合，不免自误以误人矣。

饴糖

土爰稼穑作甘，饴糖乃稼穑精华中之精华。脾土位居中央，若虚乏而当建中，建中而不旁骛者，惟饴糖为然。故仲圣方凡名建中，必有饴糖，否则不与以是名。

补脾之物有五，曰人参、曰大枣、曰粳米、曰甘草、曰饴糖，皆能治脾虚之腹痛，而皆有宜有不宜。虚而挟寒，则必君以驱寒之品，如大建中汤之以参饴协椒姜是也。寒在下焦不宜，如当归生姜羊肉汤、乌头桂枝汤之无此五物是也。附子粳米汤，治腹中寒气雷鸣切痛，胸胁逆满呕吐，何尝不是下焦之寒，何以有粳米甘草大枣，又何以无参饴？曰：此无味不确切，须就其证细审之耳。寒在腹中而痛，实由下焦浊阴上泛，致胸胁逆满呕吐。附子所以温肾，半夏所以止呕，脾虚宜补，而有呕吐之虚，则中不宜滞，阴则宜益，米枣甘草，所以补虚而益阴。人参嫌其升气，饴嫌其滞中，故避之。小建中甘草用炙而此不炙，亦以其滞故也。胁硬当去枣而此不避，以其胁满而非硬也。可谓头头是道矣。

邹氏谓桂枝加芍药汤主腹满痛，小建中汤主腹急痛，盖芍药酸而破阴，饴糖甘而缓急，此言是矣。然小建中治急痛，而芍药仍在者有故也。徐氏云，桂枝汤，外证得之为解肌、调营卫。内证得之为化气、和阴阳。桂姜协草枣，所以化阴。芍药协草枣，所以化阳。芍药不止治腹满，故小建中于虚劳里急悸衄等证皆主之。惟以治满痛，则于桂枝汤原方加一倍，而饴糖则摈[1]之耳。

邹氏于建中大小之分，创为势合势分，力专力薄二说，而断之以君尊而臣从命，君卑而臣擅命。实则终无一当也。何以言

---

① 摈：本义为接引宾客。如今专用于表示排斥，抛弃。

之？小建中所治不一，而其扼要在建中。以云建中，犹建中之小者耳。若大建中则专治中脏虚寒，不兼顾他经之证。腹中寒句是主，余皆腹寒之所波及。周扬俊云：中气虚则阳气不布，故所积者为寒饮，所冲者为寒气。尤在泾云：阴凝成象，腹中虫物乘之而动。二说极当。温脾无过干姜，补脾无过人参胶饴。椒能由脾达肾，以消饮而杀虫，亦温脾之要药。此四物大温大补，不出中宫，建中有大于是者乎。观于大建中惟入腹满一门，小建中则分隶于《伤寒论》，与《金匮》之血痹黄疸妇人杂病各门，仲圣制剂标名之意，更灼然可见。自来注家无论及此者，殊足怪也。

韭根叶同用　韭子

《素问》：食气入胃，浊气归心。韭味辛臭浊，故归心尤易。以其归心，故《素问》谓心病宜食韭叶。然必心为阴壅，阳不能达，借韭以达之，非可疗一切心病也。

胃脘有瘀血作痛者，饮韭汁极效。盖韭以入胃之浊气归心，即以留胃之浊质治胃，推此以治胸痹、吐衄、膈噎[①]诸证，亦即下气散瘀之功。

《别录》韭子主梦中泄精溺白。邹氏以《素问》阴藏精而起亟，阳卫外而为固释之，极是。盖阳不维阴则阴不起亟而藏精，阴不维阳则阳不为固而卫外。梦中泄精者，阳不维阴也。溺白者，阴不维阳也。韭丰[②]本而子又入肾，甘温足以起亟，酸温足以为固。兼斯二长，所以为梦中泄精与溺白之妙品。此但阴阳两不相维，若虚甚而患是证，则韭子无能为役，或当更加以温固之剂矣。

① 膈噎：即噎膈。

② 丰：本义为草木茂盛。引申泛指满盈，充足。用作名词，特指美好的容貌和姿态。

葱白

葱之为物，茎则层层紧裹而色白气凉，叶则空中锐末而色青气温。凡仲圣方用葱无不是白，其层层紧裹之中，即含有欲出未出之青叶，是为阳涵于阴，犹少阴寓有真阳，其生气上出，含有青叶，则又似厥阴，色白又似肺，信乎其为肝肾为肺药矣。通脉四逆汤证，面色赤者，阴格阳也，阴既格之，必当使阴仍向之。姜附能扶阳驱阴而不能联阴阳之暌隔[1]，惟葱白升阴以为之招，阳乃飘然而返，阳返而面不赤。然则白通汤证无面赤，何为亦升其阴？夫阳在上宜降，阴在下宜升，少阴下利一往不返，失地道上行之德。姜附能扶阳而不能升阴以通阳，阳不通，则阴下溜而利不止，故以葱白冠首而名之曰白通，通非通脉之谓也。旋覆花汤治肝着，欲人蹈其胸上，有上下不交之象，以旋覆散结而降阳，葱白升阴而上济，新绛佐旋覆，并能通阴阳之路，俾上下交而成泰。至妇人半产漏下，肝肾之阴已下沉矣，非通其血中结滞之气，与挽之使上不可，旋覆新绛所以通之，葱白所以挽之。玩此三方，葱白之用于肝肾者悉见矣。特是《本经》主出汗，后世亦多用于表剂，义又安在。盖心与肾，手足少阴相通者也。汗为心液，葱白升肾阴，即入心营，色白味辛，则又能开肺卫之郁，此汗之所以出也。

---

① 暌隔：分离，乖隔。暌：本义为二目不能同视一物。引申指违背，乖离。进而引申指分离，分散。

卷三

薤白

药之辛温而滑泽者，惟薤白为然。最能通胸中之阳与散大肠之结。故仲圣治胸痹用薤白，治泄利下重亦用薤白。但胸痹为阳微，痢则有冷有热，第藉以疏利壅滞，故《外台》于冷痢热痢，皆有治以薤白者。

生姜

生姜是老姜所生之子姜，干姜则老姜造成者。故干姜得秋气多，功兼收敛。生姜得夏气多，功主横散。干姜温大阴之阴，生姜宣阳明之阳。一脏一腑，亦治分母子。

生姜气薄发泄，能由胃通肺以散邪。凡外感鼻塞与噫气[①]、呕吐、胸痹、喉间凝痰结气皆主之。惟不能治咳。小柴胡汤咳去生姜，痰饮门凡言咳者，亦皆无生姜。以生姜纯乎辛散，适以伤肺，不能止咳。太阳病表不解而有咳，如小青龙汤尚不用生姜，何论他经。乃肺痿门之咳有用之者，肺家邪实，非太阳之表病比，正不妨与麻黄同泄肺邪。厚朴麻黄汤有麻黄而不用生姜者，以脉浮

① 噫：中医病证名，又名嗳气、打饱嗝。指胃中之浊气上逆，经食道而由口排出之气体。《灵枢·口问》："寒气客于胃，逆从下上散，复出于胃，故谓噫。"

则外达自易，已有麻黄散表，石膏清热，便当以干姜温而敛之。泽漆汤无麻黄而即用生姜者，脉沉则有伏饮在里，泽漆紫参辈之苦寒，所以驱之于下，生姜桂枝等之辛甘，所以和之于上，用麻黄则失之上散，用干姜则嫌于中守也。

或曰：小青龙汤、射干麻黄汤、真武汤，皆有水饮而咳，而一用干姜，一用生姜，一生姜干姜并用，何治之不侔[①]若是耶？曰：此正方义之当导究者矣。小青龙汤外寒与内饮相搏，麻黄桂枝所以散外寒，细辛半夏所以蠲内饮，以芍药辅辛夏，则水气必由小便而去，此内外分解之法，不宜重扰其肺，使内外连横，故温肺之干姜，敛肺之五味则进之，而劫肺之生姜则退之也。射干麻黄汤喉中水鸡声，乃火吸其痰，痰不得下而作声，其始必有风寒外邪，袭入于肺，故咳而上气，与小青龙相似而实有不同。彼用麻黄为发太阳之表邪，必得加桂；此用麻黄但搜肺家之伏邪，不必有桂。彼以辛夏蠲饮，法当温肺，温肺故用干姜；此以辛夏蠲饮，法当温肺，温肺故用射干。彼导心下之水走小便，故加芍药；此散上逆之痰在喉中，故加生姜。盖干姜不独增肺热，而亦非肺家散剂也。真武汤因发汗太过，引动肾水上泛，为悸、为眩、为身瞤，非真阳本虚，不至于是。方名真武，是表热不足虑，而寒水必当亟镇。附子补阳，白术崇土，所以镇寒水者至矣。驱已泛之水以归于壑[②]，则苓芍不可无。散逆气、逐阴邪，以旋转其病机，则生姜尤不可缺。若寒水射肺而有咳，亦即治以肺咳之药加细辛干姜五味。咳非主病，与小青龙有间，故小青龙细辛干姜各三两，而此止各一两。生姜乃证中要药，不以有干姜而去之也。

生姜泻心汤，有生姜又用干姜，以生姜治干噫食臭，干姜治腹鸣下利也。通脉四逆汤，有干姜又加生姜，以干姜止利通脉，

① 侔：本义为相等，等同。

② 壑：本义为山沟。引申泛指深沟，护城河，土坑。

生姜散寒治呕也。

生姜去臭气通神明，其用全在于肺胃，而胃与脾以膜相连，故脾家气分有治之者，如厚朴生姜甘草半夏人参汤治腹胀是也。血分亦有治者，如当归生姜羊肉汤治腹痛是也。驱使之妙，不在一物而在全方，是故制方尤难于识药。

姜枣调营卫与姜多于枣之义，详见大枣。其有生姜无大枣者，仲圣每与桂枝、半夏、橘红等物并用，重在散阳，故不取大枣之甘壅。

干姜

干姜以母姜去皮依法造之，色黄白而气味辛温，体质坚结，为温中土之专药，理中汤用之，正如其本量。其性散不如守，故能由胃达肺而无泄邪、出汗、止呕、行水之长。炮黑亦入肾，而无附子、乌头之大力。凡仲圣方用干姜，总不外乎温中，其故可玩索而得也。

通脉四逆汤，即四逆汤倍加干姜，脉不出又加人参，似干姜与人参皆能通脉，功不止于温中矣。不知壅遏营气令无所避是谓脉。营出中焦，中焦泌糟粕蒸津液。下利则中焦失职，焉得不脉微欲绝。欲脉之出，自非温中止利不可。必利止而脉不出，则其故不在中焦而在主脉之心。然后加以补心通血脉之人参，非干姜不通脉，非通脉不关温中也。

肺痿有得之燥热，有得之虚冷。虚冷之痿，以甘草干姜汤治之，谓干姜温肺，是固然矣。岂知金生于土，土不温者上必虚，上虚则不能制下，其头眩多涎唾者上虚也，遗尿小便数者下虚也，而皆由于中之不温也。然则干姜非不温肺，惟不越脾以温肺耳。

或曰：伤寒误攻其表，服甘草干姜汤，便厥愈足温，则干姜不独温中，且更温下矣。曰：干姜讵[①]能温下，惟炮之而后能耳。然虽炮用，其温下之气犹不毕贯，更进以芍药甘草汤，而不贯者始贯，脚始伸而不挛，此其旨甚微，非一二言所得罄焉。夫脉浮、自汗出、心烦、微恶寒者，邪在表也。小便数、脚挛急者，太阳寒邪袭入少阴。或先有伏寒，因而致剧也。医以桂枝汤但攻其表，内有芍药酸寒入里，反增下寒，于是得之即厥。始而心烦、微恶寒者，兹更肾寒而躁，阴中之阳，又随桂枝外发之势而欲越，故咽干与吐逆并作。此时自汗之表邪，已受治于桂枝，但以炮姜温下，炙草和中，未有不阳复而自愈者。而足温而挛急如故，宁非温下之力犹有歉哉。然非真阳亏损，附子可无用也。前为芍药所误者，今乃以芍药伸脚矣。芍药何以能然，正惟炮姜以芍药抑之而后能尽复其阳也。肺痿何以不更进芍药甘草汤，以但遗尿小便数而脚不挛急，且炮姜并欲其温肺也。则谓干姜若不炮，温中而不温下可也。

诸四逆汤治少阴病而用干姜，似干姜亦所以温下，不知少阴寒甚，必上侮及脾，用附子以斩将搴旗，犹当佐干姜以储粮坚壁。理中丸干姜用三两，以温中固干姜责也。四逆汤干姜用两半，以温少阴有附子任之，干姜为附子后殿[②]也。更观肾着汤病属下焦，而方中有脾药无肾药，益以见温下之必当温中矣。

四逆汤重在厥逆，下利是兼证，有干姜不必有葱白。白通汤治少阴下利，是正病无兼证，不升其阴气以与阳通，则利终不止，

① 讵：本义为副词，表示反问，相当于岂，怎么，难道。表示否定相当于无，非，不；又用作连词，表示假设时相当于如果；又表示选择，相当于还是；又引申指岂料。

② 殿：本义为身后敲击声。引申指行军走在最后。引申泛指下等，末后。又引申指列置于后，镇抚，镇守，供人们起坐活动的公共场所，后专指供奉神佛或帝王受朝现事的高大堂屋。

故君葱白而协以姜附。桃花汤干姜止一两，则少而又少矣，且无附子无葱白，何以为解？曰：此非少阴纯寒之证也，以石脂粳米固下和中，略施干姜，使就温化，不利其便不清其血而但止其利，法之至超至妙者也。若赤石脂禹余粮汤，利在下焦而治以中焦药不应，则桃花汤之有干姜，不尚于中宫有涉哉。

干姜温脾而上及肺，以治肺咳而下连脾，正为相当。如小青龙汤以干姜治寒咳而用至三两，微利亦不去干姜是也。

《本经》干姜主止血，《仁斋直指》[1]云：血遇热则宣行，故止血多用凉药，然亦有气虚挟寒，阴阳不相为守，营气虚散，血亦错行者，窃谓血统于脾，有出中焦，营气虚散之证，非温中土不可。《金匮》胶艾汤，无干姜而《千金方》有之。黄土汤虽无干姜，而灶中黄土，其用与干姜无二。干姜温中，自有止血之理。虽然不能无佐使之品也。大抵吐血而至不止，则在上者宜抑之，漏血而至不止，则在下者宜举之。凡用柏叶阿胶之类为佐使者，所以导血归经。用黄芩童便之类为佐使者，所以养阴和阳，非能抑之能举之也。独柏叶汤之用马通，有匪夷所思者。马之气最盛者，能使血随汗出，而一身之物，非性寒即有毒，惟通温而无毒，虽秽滓乎，固化气化血行脉络之余而性能下行者也。此佐干姜，以抑为止者也。妇人陷经漏下黑不解胶姜汤主之，黑多由于热，而虚寒之人，血出络而凝，渐渐变紫变黑，亦未尝无之，胶姜汤之姜，其为干姜无疑。乃陈修园以此二味治是证，一再用之不差，后易干姜为生姜，并加阿胶大枣，煎服立止，谓生姜散寒升气，合陷者举之之义，此与马通一抑一举，可为对待。然先服之干姜未必无功，或如仲圣法以生干并用，当收效尤捷耳。

---

① 《仁斋直指》：方书，即《仁斋直指方论》简称。杨士瀛，字登父，号仁斋，南宋三山（今福建省福州）人，南宋名医，著有《仁斋直指小儿方论》《伤寒类书活人总括》《医学真经》《察脉总括》。

仲圣方干姜黄连并用之证，必兼有呕。呕属少阳，故方中必有黄芩人参少阳专门之药。盖少阳为三阳之枢，以黄连降胃阳，干姜升脾阴，脾升胃降，少阳乃得转枢，此少阳无往来寒热之治法，治在此而效见于彼者也。

苦瓠

大水面目四肢浮肿，因在内而证在外也，以苦瓠之瓤与子治之，则弃其外而取其内也。瓤与子为一瓠之津液所储，迨[①]其渐干渐敛，气遒[②]力厚，炼津液为精华，以此驭人身梗化之水，自无归命投诚，一遵约束。然则瓠其何以处之，其气味则苦寒也，性则就下也，瓠既就下，而他有不就下者乎，此《本经》所由殿之以下水也。

桑耳

桑耳，木耳之生于桑者，虽有五色，今但论黑。

桑为箕星之精，迨其朽也，经盛夏湿热之蒸腾，结而为耳。犹肾液之上朝，故色黑。具好风之本性，故入肝。是以于血分之湿热，最能效力。血分之湿热，惟女子为易成病。漏下赤白汁者，阴为阳迫而下泄也。血病癥瘕积聚者，阴为阳遏而致壅也。阴通阴伤寒热者，阴为阳负而思竞也。此阴之不足，非阳之有余。但当化阴以升阴，不必抑阳以损阳。桑耳性凉润而蒸腾上出，所以能化阴以升阴也。

---

① 迨：本义为相及，赶上，达到，引申指等到。

② 遒：本义为迫，迫近。引申指终，尽。由迫近，又引申指聚集。聚集则有力，故又引申指强健，有力。又引申指坚固，安定。引申指美好。

杏仁

杏有脉络为心果，仁则主通脉络之气而为肺果。其性直降而兼横扩，横扩与直降，互相牵制而不得逞，故非加他药不能横扩不能直降。然用杏仁于横扩，有兼取其直降者。用杏仁于直降，有兼取其横扩者。证若两有所需，杏仁亦两呈其技也。

麻黄汤者，伤寒之汗剂也。既用麻黄何以又加杏仁，则以杏仁兼能下气止喘也。表实而邪不得解固喘，邪解而气不得下亦喘，杏仁既走表而复入里，则外散之气，亦相与由中道而下，是故麻杏甘石汤有麻黄又有杏仁，则为治喘，葛根汤有麻黄无杏仁，则证本无喘。然而麻黄非不治喘，小青龙汤云，喘去麻黄加杏仁，又何以有宜不宜之别耶？盖麻黄者，上发心液亦下通肾气，小青龙心下之水，已与肾脏之水相吸引，若再以麻黄动其肾气，喘将愈不能止。杏仁肺药非肾药，故去彼加此，所谓用杏仁于横扩兼取其直降者此也。

大陷胸丸者，伤寒之下剂也。结胸而云项亦强如柔痉状，是项强外与大陷胸汤无异，而证则较重。故彼可速攻而愈，此必变丸而缓攻。杏仁一味，专为项强而设。项强由阳邪烁液所致，杏仁研之如脂而性兼横扩。再佐以芒硝之津润，白蜜之和甘，何难化强为柔。然结胸之项强，非下不和，亦非下不陷。杏仁固大黄之功臣，葶苈甘遂之益友也，所谓用杏仁于直降兼取其横扩者此也。

伤寒发汗，以麻黄为主，杏仁为辅；治喘以杏仁为主，麻黄为辅；故二物并用，其效始捷。夫喘在伤寒，为表实肺郁。在杂证，则有热喘、有虚喘、有饮气喘，不止一端。小青龙喘去麻黄加杏仁，即非治伤寒之喘，故其方亦多用于杂证。然而仲圣用药之道，但于配合异同分数多寡之中，一为转移，便大不相侔。大青龙，《伤寒》最要之方也。麻杏并用，岂为治喘。其故则在麻黄加麻黄汤一倍，杏仁减七十个为四十，又得生姜之升，石膏之寒，杏仁自随麻黄而横扩，不致驰思于直降。推此以求，麻杏并用而非为治喘者，又得四方焉：一曰麻黄加术汤，湿家身烦疼，为寒湿之气郁于肌表，麻黄汤正与相宜。病由于湿，故加白术以收湿。而中气既固，则杏仁亦只为利肺气之用而已。一曰麻黄杏仁薏苡甘草汤，伤于风湿而至发热日晡所剧，非麻杏所能独治矣。薏苡清热去湿，治久风湿痹，故加之。但其分数，则麻黄止用麻黄汤六中之一，杏仁七中之一，薏苡亦与麻黄相埒，此小制治上之法，杏仁所以无直降之权也。一曰文蛤汤，此即大青龙去桂枝加文蛤，贪饮由于热甚，故用文蛤石膏特多，麻黄减大青龙一半者，以表邪微而不欲其过汗也。若无蛤膏之咸寒，则麻黄恐尚不用至三两。然则用麻黄而复佐以生姜杏仁，自无不汗之理。杏仁虽兼有直降之长，制之以蛤膏，其与麻姜比而与蛤膏远者，势固然也。一曰厚朴麻黄汤，此即小青龙加减而治亦大异，曰咳而脉浮而不详其证，则试以本方药味测之：干姜五味细辛，治寒咳之药也，而咳因于寒可知，麻杏与厚朴并用，厚朴亦温散之药也，而表有寒邪宜发可知；有细辛又加半夏，则必以之蠲饮，有五味又加小麦，则既治咳自当安肺；此必因肺痿已见一斑，故加石膏以存津而化燥，与小青龙加石膏之意颇同。然彼为肺胀已成，故驱寒饮使下行，此为肺痿始萌，故乘脉浮之际，亟解其表邪。桂枝芍药，所以用于彼而不用于此。厚朴用至五两，又无芍药，则杏仁又何能效其直降之职。是为去杏仁之直降而取其横扩。

杏仁直降横扩，虽同无狠力，有借于他药，而以二者权之，直降之力，差优于横扩，故甄权[①]主发汗，而《本经》不主发汗

① 甄权：许州扶沟（今河南扶沟）人，隋唐名医。著有《针经钞》《药性论》《明堂人形图》，均已亡佚。部分内容见于《备急千金要方》《千金翼方》《外台秘要》等著作。

主下气。茯苓杏仁甘草汤，注家多以杏仁为散结，愚独以为下气。何以言之？胸痹胸中气塞短气，看似甚剧，实则较前条用枳实薤白桂枝汤为轻。此盖痰饮为患，阳尚不虚，无取薤桂。稀饮治以是汤，胶痰则主橘枳生姜汤。稀饮而致气塞短气者，必因小便不利而饮停于胸，胸膈或素不舒，饮停则痹。《本经》茯苓主胸胁逆气、心下结痛、利小便，可知散停饮之结，茯苓实司其职。茯苓淡渗散结，是有形之饮。杏仁苦温下降，是无形之气。二者合而痹者斯开，塞者斯通。然他方治胸痹无甘草，而此有之者，以二物皆下行，非以甘草载之，则势不少驻而去疾不尽耳。《外台》走马汤，下剂也。中恶心痛腹胀大便不通，徐忠可谓客忤，沈目南谓绞肠乌痧。按方用巴豆，自当有恶毒之邪，壅塞脏腑，须臾即毙之势。故以巴豆逐有形之实邪，杏仁下无形之虚气，为急救之策。与茯苓杏仁甘草汤之用杏仁，取资无异。是为去杏仁之横扩而取其直降。

有以杏仁辅麻黄发汗而可用于寒剂者。《伤寒论》治黄疸之方凡三：茵陈蒿汤使湿热从小便去，以小便不利腹微满，阳明病之宜下解者也。栀子蘗皮汤身黄发热非太阳发热比，蘗皮为阳明经腑之药，故以清肌表之湿热《别录》疗肌肤热赤起，邹氏谓蘗皮之用正在表里之间，而佐以栀子甘草，亦下行利小便之轻剂也。此皆于杏仁无与者。麻黄连翘赤小豆汤，云瘀热在里，身必发黄，而无小便不利与发热等证，则其里为太阳之里说本柯氏[①]，太阳瘀热非汗不解，但发表不远热，而阳黄之湿热，则非热药所宜。惟以连翘梓皮赤小豆彻热利湿，当治里之巨任，而后麻黄杏仁散之于表，湿热得以汗解。此治太阳瘀热发黄，非治头痛发热身疼骨痛，故麻黄杏仁，视麻黄汤减少其数，而用于寒剂，亦不以掣寒剂之肘也。

① 柯氏：即柯琴，字韵伯，号似峰，浙江慈溪人，后迁居虞山（今江苏常熟），清代名医。著有《伤寒来苏集》。

有以杏仁治肿而正取其不发汗者，水去呕止其人形肿一条痰饮篇。尤氏谓胃气已和而肺壅未通，麻黄可以通之，甚是。惟于不用麻黄用杏仁之故，则疏之未当。夫麻黄发阳犹之发汗，以血虚而不敢发汗，犹之夺血者无汗。盖形肿必通血络，麻黄与杏仁所同有是能也。麻黄发汗而杏仁不发汗，则麻黄不宜而杏仁正宜。杏仁不独发汗，此非其明征欤。

有以杏仁治喘而不用于汗剂者，桂枝加厚朴杏仁汤；太阳病误下，无结胸下利诸变证而但微喘，喘既微，则表实之不解者亦仅矣。桂枝汤固不解表实，以麻黄施于微实之表邪，又岂得为当。惟厚朴温散胜于桂枝，与桂枝汤协以解表，则不至有大汗之虞。然不大汗，表固已解，而表解而气不下，则喘犹不止。夫优于下气，而解表亦兼有所资者，杏仁是也。退麻黄而进杏仁，殆以是夫。

杏仁研之如脂，以濡润之物而擅横扩直降之长，故于伤寒杂证皆多所资藉。麻仁丸用杏仁。则于濡润中兼取其直降也。麻仁与杏仁，皆能润液化燥，而麻仁扩脾之约，杏仁抑肺使下说详大麻仁，不可谓无通便之功矣。大黄䗪虫丸用杏仁，则于濡润中兼取其横扩也。是方种种治法，无非为补虚缓中之计。惟引地黄入脉络以行滋柔之化者，非杏仁而何，虽桃仁亦只与䗪虫辈比烈矣。抑有但取其濡润以佐他药，而横扩与直降两无所见者，矾石丸是也。子脏中有坚癖于血，纵以桃仁干漆䗪虫辈为坐药，未必遂能去之，况横扩直降，第恃有杏仁乎。夫曰：经水闭不利者，有闭时有不闭时，不闭时亦不如平人之利也。脏坚癖不止《医宗金鉴》：不止，不去也中有干血下白物者，子脏中有坚癖不可去之物，实为干血，而不能如干血急治也。有干血，则经之蓄泄不以时，而湿热酿为白物则自下也，此当置干血而先治其白物。矾石却湿除热，剧者不过再内而愈。然非佐杏仁白蜜以缓之和之，未必收效如是之捷。蛇床子散亦坐药也，彼治阴寒但任蛇床子，佐白粉为以柔济刚，此治白物但任矾石，佐杏仁为以润济燥。杏仁润而不腻，不致减矾石之力则有之，若云协以散结，岂仲圣意哉。

杏仁横扩不及麻黄之峻，而于风虚之证，却正相宜，又最宜于头面之风。洁古云治上焦风热。东垣云除肺中风热。石顽云气下则热自解风自散。窃谓风散则热自解，并非以热药治热风。考《千金》杏酥治风虚头痛，杏仁捣膏涂头面风肿，治头中痛身热风热，治头面风[1]，治头中风痒白屑各方中，皆有杏仁。又薯蓣汤、薯蓣丸，亦皆有杏仁。其所治之证，皆有头目眩冒。由是推之，即《金匮》薯蓣丸风药颇多，何尝不以杏仁治头面风，所谓风气百疾者，固无一不虑之周也。

乌梅

梅花苞于盛冬，梅实成于初夏。得木气之全而味酸，谓为肝药，夫何待言。然非专入肝不兼走他经也。其气平属金，其味酸中有涩，涩为辛酸之变亦属金。实熟则色黄而味带甘，乌梅乃半黄时所熏，则亦入脾胃。濒湖谓舌下有四窍，两窍通胆液，故食梅则津生。不知胆液上潮，口中必苦。观《素问》味过于酸，肝气以津。可知津生是生于肝不生于胆，津生亦不是肝升。譬之手巾，用热汤浸过，绞之则热气四出，巾已就敛。酸敛之能生津，理亦如是。肝何至升，且得之而复其下行之常矣。夫胆主动主升，肝主静主降。梅实熏黑，味酸而苦，虽是由肝归肾，然能激肝中之津以止渴，不能壮肾中之水以灭火。《素问》酸苦涌泄为阴。核之于梅，涌即津生之谓，泄则气为之下，热烦满为之除，气下热

① 头面风：即头风。《诸病源候论·头面风候》："头面风者，谓之首风，头面多汗恶风，病甚则头痛。"

烦满除而心以安。《本经》固贴切之至。至止肢体痛、偏枯不仁、死肌。邹氏谓古今方书无用梅治肢体痛偏枯不仁之方，宜连下死肌读，为治此等之死肌。窃谓止字疑有误。或即下文去字而复出一字耳。肢体痛偏枯不仁，不过血络凝瘀，虽死肌尚有可为，故与青黑痣并足以去之也。诸家之论，有与愚相反者焉，有可以印证者焉，试胪举之。张隐庵云：其味酸，其气温平而涩，涩附于酸。主下气者。得春生肝木之味，生气上升，则逆气自下。除热烦满者，禀冬令水阴之精，水精上滋，则烦热除而胸膈不满。乌梅无生木气起肾阴之能，上已言之。张氏执是以用乌梅，必有为所误者，其弊在温平酸涩之用，全置不讲，而徒以空谈为超妙也。陈修园拾张之唾余，别无所见。卢子繇[①]则以《本经》主治，一归之生津，至谓吮肾液以润筋膜。邹氏所见又与卢同，以生津为吸寒水以制火。不知《本经》之除热，是泄热非制热叶氏亦云乌梅泄热，见《临证指南》[②]。酸苦涌泄之义不明，便无处不窒。其论乌梅丸治蛔厥也，曰吐蛔为阳气烁津，致蛔无所吸受而上出，则梅生津于上，岂是养蛔于上，肾阴虚不能上济者，不得用梅，则蛔本在下，何以有肾阴而不知吸，此既窒滞鲜通矣。又谓蛔厥非脏寒，即气上撞心，心中疼热之现据，不知厥阴病多阴阳错杂。沈尧封云厥阴于卦为震，一阳居二阴之下，病则阳泛于上，阴伏于下，而下寒上热之证作。蛔上入膈，是下寒之据。消渴心中疼热，是上热之据。凡吐蛔气上撞心，皆是厥阴过升之病，治宜下降其逆上之阳。

---

① 卢子繇：即卢之颐，字子繇、繇生、子萦，号晋公、芦中人，浙江钱塘（今浙江杭州）人，明末清初名医。著有《本草乘雅半偈》等。

②《临证指南》：医案专著，即《临证指南医案》简称。叶桂，字天士，号香岩，晚年又号上津老人。江苏吴县（今江苏苏州）人，祖籍安徽歙县，清代名医，另有《温热论》《未刻本叶氏医案》《本事方释义》《眉寿堂方案选存》《叶氏医案存真》《景岳全书发挥》。

乌梅丸，无论黄连、乌梅、黄檗为苦酸咸纯阴下降之药，即附子直达命门，亦何非下降，可谓精审之至矣。邹氏于厥非脏寒句，自注云从《医宗金鉴》，不知《金鉴》[1]于林氏主脏寒之论，仍列于下，并未删驳。又尤在泾解心中疼热，食则吐蛔，统谓之邪热，姑无论于乌梅丸之治不合，即厥阴病之阴阳错杂，亦似有未察者。惟唐容川以西人空气冷热发明厥阴之道，足以上契圣心，下迪学者。空气非愚所知，不具述。其析疼热吐蛔为下寒上热也，曰消渴、气上撞心、心中疼热饥句，为厥阴包络挟心火之热发动于上，不欲食、食则吐蛔、下之利不止，为厥阴肝气挟寒水之寒相应而起。夫吐蛔一也，知此条非纯热，即知彼条亦非纯寒。乌梅丸所以寒热并进，而非脏寒蛔不上而入膈，尚何疑乎。

桃仁

桃有肤毛为肺果，仁则主攻瘀血而为肝药，兼疏肤腠之瘀。惟其为肝药，故桃核承气汤、抵当汤、抵当丸治在少腹，鳖甲煎丸治在胁下，大黄牡丹汤治在大肠，桂枝茯苓丸治在癥痼，下瘀血汤治在脐下。惟其为肺果兼疏肤腠之瘀，故大黄䗪虫丸治肌肤甲错，《千金》苇茎汤治胸中甲错，王海藏以桂枝红花汤加海蛤桃仁治妇人血结胸，桃仁之用尽于是矣。

《本经》桃仁主瘀血血闭癥瘕邪气邹氏《本经疏证》无癥字。张隐庵以邪气单顶癥瘕，谓血与寒汁沫留聚于肠胃之外，凝结为癥瘕。邹氏则连上主瘀血血闭为句，知释以他处文法如紫葳主癥瘕血闭之寒热非主癥瘕血闭等例有所不可，特变其说，以邪气为瘀血、

① 《金鉴》：大型综合性医书，即《医宗金鉴》简称。由清朝太医院院长吴谦主持编纂。

血闭瘕受病之因。噫！邹氏之不知阙疑亦甚矣。其援仲圣方以自解也。曰：用桃仁之外候有三：一表证未罢，一少腹有故，一身中甲错。若三者一件不见，必无用桃仁之事。夫少腹有故，身中甲错，是着其证非溯其因，于邪气何与。至表证未罢，如桃核承气汤、抵当汤、抵当丸，则以表证虽未罢，而伤寒至热结膀胱，则不当解表惟当攻里，其方岂半治里半治表哉。桃仁若与桂枝解表，则抵当何以无桂枝哉。仲圣用药殊有分寸，抵当治瘀血之已结，故纯用血药峻攻，桃核承气治瘀血之将结已结将结说本洄溪，故兼以桂枝甘草化气。桂枝茯苓丸，下癥之方也。血病非得气药不化，故逐瘀止丹皮桃仁，而以苓芍药桂枝入病所，为下癥之前导，何尝有一毫表证。邹氏于药用方义，往往得其偏端，谬为穿凿，实足误人，学者不可不察也。

《纲目》引典术云：桃乃西方之木，五木之精，味辛气恶，能辟邪气制百鬼。本草中如孟诜于桃胶，则云主恶鬼邪气。陈藏器于桃橛，则云辟邪恶气。即桃仁能治尸疰[①]鬼疰[②]，亦见于《肘后》[③]诸方。然则《本经》此处邪气二字或指邪鬼气言之，未可知也。

---

① 尸疰：中医病证名，即尸注，为九注之一，古代传染病的一种。主要表现为寒热淋沥，沉沉默默，腹痛胀满，喘息不得，气息上冲心胸，旁攻两胁，挛引腰脊，举身沉重，精神杂错，恒觉惛谬，每逢节气改变，辄致大恶，积月累年，渐就顿滞，以至于死。《诸病源候论·尸注候》："死后复易旁人，乃至灭门。以其尸病、注易旁人，故名尸注。"

② 鬼疰（zhù）：中医病证名。指突发心腹刺痛，甚或闷绝倒地，并具传染性的病证。疰：本义为一种慢性传染病，邪气关注而为病。《太平圣惠方》："人先天地痛，忽被鬼邪所击，当时心腹刺痛，或闷绝倒地，如中恶之类。其得差之后，余气不歇，停住积久，有时发动，连滞停住，乃至于死。死后注易傍人。故谓之鬼疰也。"

③《肘后》：方书，即《肘后备急方》的简称。东晋·葛洪著，中国第一部临床急救手册。

大枣

大枣色赤味甘，为火土合德，甘中带辛，其木多刺，则微兼乎金，故能安中润液而通九窍。通九窍之效，非如细辛木通速而易见，以火金之用为土德所掩也。

生姜味辛色黄，由阳明入卫。大枣味甘色赤，由太阴入营。其能入营，由于甘中有辛，惟甘守之用多，得生姜乃不至过守。生姜辛通之用多，得大枣乃不至过通。二物并用，所以为和营卫之主剂。

太阴湿土贵乎湿润，湿润太过则宜白术，湿润不及则宜大枣。大枣肉厚含津，不能挤泌而分，正有似乎湿土，故《本经》主安中养脾少津液。然其甘壅之弊亦伏于是，故腹满最忌，胸满心满不忌。胁下者，少阳厥阴往来之路，而肝血脾实统之。枣补脾而性腻，亦能滞肝，故胁下至于痞硬亦忌之，但满不忌。

硬在心下，非胁下比矣；然脾之支脉从胃注心，枣不能无忌，而较胁下则次之。仲圣法，和营卫以生姜三两、大枣十二枚为相当之数，生姜泻心汤、旋覆代赭汤、大柴胡汤，皆心下硬也，枣如常数、而生姜用至四两五两，以硬不在胁下，故枣不去，枣之弊宜杜，故生姜加多也。

然则甘草泻心汤，何以心下硬而生姜且无之？是则有故也，下利日数十行、谷不化、腹中雷鸣，脾之虚甚矣。枣乃脾家专药，脾虚自捷趋于脾，何至上佛其心，此与半夏泻心汤皆病属下后，非若生姜泻心旋覆代赭之为汗后，大柴胡之有往来寒热，宜和营卫而生姜必不可去也。

腹满必不宜枣，然亦间有用者。厚朴七物汤之腹满是实满，实则当下，枣尤大忌。不知病不止腹满也，发热十日脉浮数，表亦有邪，治兼表里，故合小承气桂枝两汤而微变之。厚朴治腹满专药，既以为君，又加生姜至五两，减枣为十枚，何患乎枣之甘壅。仲圣所以不去之者，桂枝汤为解肌和营卫之剂，解肌不能无桂枝，和营卫不能有姜无枣。芍药所以去之者，病本无汗，不当敛其卫气，况有小承气更加芍药，则是脾约之治法，桂枝生姜，尚何望其解肌。是则腹满之有枣，为与生姜和营卫，又有层层顾虑之精心，寓乎其间，非苟焉者也。

有和营卫而姜枣之数加多者，竹叶汤是也。风之中人，每带严寒肃杀之气而来，适逢产后阳虚，遂至发热头痛面赤而喘，是邪发太阳兼真阳上越之证。喘非卫实，故只以桂枝桔防开太阳而不用麻杏。若面赤而头项亦强，则为邪入阳明，将欲作痉，故以葛根起阴气而柔筋，附子用大，与甘草安中驱寒而回阳，此表里之法已备矣。面赤虽为阳越，亦由风邪化热所致。在上之风热，惟竹叶能散之，故以竹叶标方名，明非他中风之比。药具阴阳，故又加人参以和之。且参能偕葛根生津，协附草固里也。然则姜枣之加多何为，产后本已汗出表虚，此复取汗以解邪，岂寻常和营卫之数，能胜其任者哉。

有和营卫而姜枣之数加少者，柴胡桂枝汤是也。柴胡桂枝两方，皆取微似汗。此合两方为一方，不在取汗而在化太少两经之邪，使药力微偏于里，故虽和营卫而姜枣特减其数也。

有姜枣并用，而数不相当即非和营卫者，一为吴茱萸汤。呕加生姜，寒多加生姜，内有久寒加吴茱萸生姜，仲圣固恒言之矣。盖吴茱萸辟厥阴之寒邪，生姜散阳明之呕逆。生姜治寒，是散而上之，吴茱萸治寒，是辟而下之。吴茱萸汤二物并用，所治皆寒证之重者，故生姜用至六两。胃受肝邪，其虚已甚，故以枣与人参大补其中，非与生姜和营卫也。一为当归四逆加吴茱萸生姜汤。当归四逆之用枣，说具于下。此加茱姜，因内有久寒，非茱姜不足以除之。其数更多于吴茱萸汤者，以此兼脉细欲绝之血寒也。一为橘皮竹茹汤。橘姜并用之方，有橘枳生姜汤，有橘皮汤。胸中气塞短气，只肺胃之气结。干呕哕手足厥，明系哕由干呕而作，视单呕者轻。干呕而哕，故气不行于四肢，亦只须利脾肺之气，宣阳明之阳。盖以橘皮辛温而苦，能利水谷，为脾肺之散药泄药。生姜辛而微温，为肺胃之散药升药。二物有相须之益，故常并用。此哕逆而用橘姜，意亦如是。徐氏以橘皮与竹茹、一寒一温为对待释之，失其旨矣。夫胃逆总由于肝逆胆逆：肝逆则寒，以吴茱萸逐肝寒；胆逆则热，以竹茹泄胆热。此天然对待之药。方用竹茹，是为胆逆而哕。惟橘皮用至二斤，生姜用至半斤，热除气平而中亦惫矣。大枣参草，所以补中而善后也。一为黄芪桂枝五物汤。桂枝汤，外证得之为解肌和营卫，内证得之为化气调阴阳徐忠可[①]语，此治血痹[②]阴阳俱微，故于桂枝汤中重加生姜以宣阳，加黄芪以开痹。枣得芍药则化阴，得桂枝则化阳，虽安中而仍能走表。若再加甘草，则守之太过，故大枣不可无而甘草必去之。一为射干麻黄汤。证属肺家邪实，用生姜是与麻黄同泄肺邪，肺泄则伤，即宜安中生金而杜后患，故入大枣为随剿随抚之策。以无桂枝杏仁，故麻黄生姜俱用至四两，大枣只缘麻姜多而佐之，故减为七枚。一为炙甘草汤。病至脉结代、心动悸，不止营卫之不和矣，治以益营补中，则脉复而悸平。生姜与参桂麻麦胶地清酒并施，所以益营而通脉。营出中焦，中不治则血不生，故用枣草以补中而数较生姜为多也。

有姜枣并用，而数相当亦非和营卫者，黄芩加半夏生姜汤是

---

① 徐忠可：即徐彬，字忠可，秀水（今浙江嘉兴）人，清代名医。著有《金匮要略论注》。

② 血痹：中医病证名。因气血虚弱所致的痹证，症见身体不仁、肢节疼痛。《诸病源候论》："血痹者，由体虚邪入于阴经故也。血为阴，邪入于血而痹，故为血痹也。"

也。黄芩汤之用枣，说具于下。此加夏姜，专为治呕。姜不加多者，多则于自利有妨也。姜枣之数相当者，适然之事也桂枝汤内外证皆治，小建中汤即桂枝汤加饴糖，故不以姜枣之数相当，列入此条。

试更举有枣无姜之方，疏之以毕其义。一为当归四逆汤。厥阴血虚中寒，用桂枝汤内四物加当归细辛通草，所以温血散寒而通脉。散不宜过，故生姜去之。枣加多者，以能补中而随当归辈生血液也。一为黄芩汤。太阳少阳合病下利与太阳阳明合病下利，何以治法迥异？盖太阳去阳明最近，虽下利而太阳之邪在表者，曾不少衰，故以葛根从阳明达太阳之药，协麻桂解之于表。加芍药者，约三物峻发之性而使之回旋两经也。太阳去少阳较远，既下利则热气内淫，不能挽少阳之邪，转从太阳而出。故以黄芩清少阳之药，专治其利。加芍药者，恐病邪犹恋太阳而不使之合也。或曰：葛根汤发汗必虚其表，不可无姜枣和营卫。黄芩汤之不用姜，固其宜矣，独枣何以不去耶？曰：此正治少阳下利法也。利在太阴少阴，宜燥宜温；此为少阳热耗其液，非清不治，何敢再犯温燥。惟利则脾虚，补脾而复能润液者，舍大枣莫属。况变柴胡汤而仍用和法，枣与甘草皆不得无之。若阳明下利之宜大小承气者，枣草又大忌矣。一为黄连汤。凡病但有热无寒，据脉证一二，可断为少阳者，如呕而发热者，小柴胡汤主之。伤寒脉弦细头痛发热者属少阳。所谓有柴胡证，但见一证便是，不必悉具也。如寒热兼有之少阳病，在表者为往来寒热，在里者为喜呕为腹中痛，其有表无寒热而但里有寒热者，如黄连汤。腹中痛者寒也，欲呕吐者热也。寒在脾，热在胃，乃不曰脾胃病，而以为少阳病者何也方中行条辨列少阳篇，《金鉴》亦依之？盖少阳居半表半里，出表挟阳而犯胃，则欲呕吐；入里化阴而侮脾，则腹中痛。胃既热则胸不能独寒。胸中有热胃中有邪气二句，谓胸中有热，由胃中有邪气也。胃中之邪，即少阳之邪也。病属少阳，自当以小柴胡汤增减治之。表无寒热，故去柴胡。腹中痛，故去黄芩。治欲呕之胃热，故以黄连佐半夏。治腹痛之脾寒，故以干姜佐人参。胃治则降，脾治则升。脾升胃降，少阳可不治而自治矣。而犹有虑焉者，药兼寒热，不和其在里之阴阳，则少阳之气，未必肯抑然而自下，故又加桂枝协甘草以化气而和之。有桂枝若不去生姜，则桂枝趋重于表，用之何益。且表无寒热，营卫无待于和。枣则补中而能滋热耗之液，故生姜不可有，而大枣不可无也。一为甘麦大枣汤。脏燥或主五脏，或主心脏，或主肺脏，或主子脏。窃于数说中衡之，似以子脏为当。子脏即子宫。悲伤欲哭诸端，虽见于心肺肾三经，而总由于子宫燥气乘之而致。子宫之燥，则由胃家阴液不足以滋之也略参唐容川说。甘麦甘凉，所以益阴清热。大枣甘而微温，复呴[①]其中宫之气。藏阴之受荫者大矣。治在滋燥而屏血药不用，岂血虚劳损者比乎。一为十枣汤。芫花甘遂大戟皆毒药，而并用之以逐饮，且不下不止。饮随下去，则脾伤而液亏矣。药之足以补脾润液而御毒者，无过大枣。若云培土以制水，则峻逐之际，何藉于制。夫三物走驶而大枣迟重，相反而适相济。盖与和营卫之偶生姜，泻肺满之偶葶苈，又初无二致也。一为茯苓桂枝甘草大枣汤。发汗后，仲圣每以姜枣和营卫，此发汗后而脐下悸欲作奔豚，则肾气正思上乘，不得兼顾其表矣。茯苓桂枝，所以泄肾水驱肾寒。不用姜者，虑其与桂枝升表也。甘草大枣，则补中宫以御之。一为附子粳米汤。说具饴糖。

木瓜

木瓜味酸气温而质津润，皮始青而终黄，肉先白而后赤，为

---

① 呴：温和、和顺：形容气息或态度温和，如《诗经·小雅·角弓》中的“呴呴其仁”。“呴”（拼音：xǔ）原指缓慢呼气或吐气，常见于古代文献。

肺胃肝脾血分之药。津润之物，似湿证非宜。然风以胜之，土以制之，温其气以行之，湿之挟寒者，讵不能疗。肝主风木，木得湿则盛。既却湿而平木，故风亦自息。其味酸，能收而不能散，能下抑不能上升，故所主为筋转筋弛之证。在下焦者多，在上中热者少。用是物者，能于仲圣风湿寒湿诸方之所以不用，而转求其可用，则思过半矣。

转筋由于霍乱。霍乱而不转筋者，非木瓜所司。其证有寒有热，治法天渊，不得稍存偏见。至于转筋，愚则谓纵属热证，亦必微兼冷气。盖筋属肝，肝就湿而拒冷，亦就亦拒，斯足筋为转。足腓属阳明，木瓜入阳明筋转之所以温之润之，两适其性。若非溺秘，邪无出路，必无不愈之理。且木瓜温而非热，润而非燥，虽热证何至有害，要在制剂配合之有道耳。

考古方用木瓜之证，如脚气、脚痿、腹胁胀满，多与辛温药为伍。不外驱寒湿之邪，辑浮散之气。虽功在降抑而终不离乎敛。故其治筋病于转戾为宜，拘挛则非其所长。独许叔微以木瓜治项强筋急，谓少阴之筋从足至项，为肝肾受邪所致。是病虽在上而因仍在下。其以乳香没药为佐使，则其以伸筋任乳没，不以责木瓜，亦可见矣。

枇杷叶

枇杷叶背有黄毛，黄入胃而毛属肺。其味苦平，故能和肺胃而降气。《别录》主卒啘[①]不止。邹氏不言啘为何病，而但以阴和阳，阳入阴释之，似精而实泛矣。夫卒啘者呃逆之谓，不止者连续之谓，呃逆多卒发而连续。其所以主之者何故？盖胃为肝干则

① 啘（yuē）：通“哕”，呕吐。《类证活人书》：“干呕者，今人所谓啘也。”《医经溯洄集·呕吐干呕哕咳逆辨》：“无啘与哕，盖字异而音义俱同者也。”

逆，胃逆而肺欲降则呃。枇杷叶青翠不凋，煮汁则冷，有抑肝阳之能，且使肺胃咸循其降纳之职。陶隐居云：若不暇煮，但嚼汁咽亦瘥。其效之速如是。然则柿蒂所以治冷呃，枇杷叶所以治热呃。非天然对待之剂耶。

用枇杷叶者，于热嗽热呕多有之，热呃少见。但能认定枇杷叶为降气治热之物，则以之治嗽治呃，皆发无不中。

蜀椒

蜀椒为足太阴及右肾气分之药。祛脾肾之寒湿而不治风寒风湿。若但寒无湿，亦有不宜。治寒湿无分脾肾，而补火则独在肾。何以言之？性温燥而下行，足以祛寒湿而不足以祛风。皮红膜白，间以黄肉，极里之子则黑，为由肺历脾入肾之象。故能使水中泛出之火，仍归水中。热则肺病宜不相涉矣，而何以亦兼隶之。肺有寒饮无寒湿，寒饮之病，从不以椒治。但寒之病，亦未尝以椒治。惟脾肾之寒湿上冲而为肺病挟火者，以椒引而下之，始为恰当。脾肾病在本脏，肺病则由脾肾连及，所治虽同而本末攸异。此愚所以不以手太阴药并提之也。

椒既由肺抵肾，势不中停，自当以温肾为首功。故他物温脾寒除脾湿，效惟在脾而已，椒则归宿在肾，不第供职于脾。虽然脾居中宫，不能飞渡。有肾病脾不病而可以椒治者乎，则试取仲圣方核之：乌头赤石脂丸，邪在上焦，而用乌附干姜石脂中下焦之药，非脾肾有寒湿不尔；更佐以蜀椒，非引火下归不尔。白术散，尤氏谓治寒湿之剂，术芎与椒牡并施，意自在于温下。他如大建中汤、乌梅丸，一为呕痛腹满，一为蛔厥呕烦。皆病在脾肾而阴中有阳，则其用蜀椒也，又岂有二道哉。

吴茱萸

吴茱萸树高丈余，皮青绿色，实结梢头，其气燥，故得木气多而用在于肝。叶紫花紫实紫，紫乃水火相乱之色。实熟于秋季，气味苦辛而温，性且烈，是于水火相乱之中，操转旋拨反之权，故能入肝伸阳戢阴而辟寒邪。味辛则升，苦则降，辛能散，苦能坚，亦升亦降，亦散亦坚；故上不至极上，下不至极下，第为辟肝中之寒邪而已。

呕吐有寒有热，不因少阳干胃，即属厥阴干胃。少阳干胃，则如心烦喜呕与呕而发热皆是；厥阴干胃，则如呕而胸满、与干呕吐涎沫、头痛皆是。仲圣小柴胡汤、吴茱萸汤分主甚明。虽然有呕吐主以吴茱萸汤，而曰阳明病少阴病者，人必谓于厥阴无与矣，而不知实厥阴病之见于阳明少阴也。何以言之？食谷欲呕者，肝受寒邪，上攻其胃。不食谷则肝气犹舒，食谷则肝不能容而欲呕。与胃虚之有胃反迥殊，故非吴茱萸汤不治。夫肝邪上攻则胃病，为木乘土。下迫则肾病，为子传母。迨子传母，则吐利交作而不止一吐矣。少阴自病，下利已耳，未必兼吐；吐而利矣，未必兼逆冷烦躁；吐利而且手足逆冷烦躁欲死，非肝邪盛极而何。此时疗之，舍吴茱萸汤亦无别法也吴茱萸汤方义详大枣。

愚既以吴茱萸为肝药。夫血藏于肝，温肝自当温血；而不知吴茱萸能散血中之气寒，非能温血中之血寒也。厥阴病至于吐利、手足逆冷、烦躁欲死，若是血病，何得无当归。当归四逆汤脉细欲绝，血寒之证也，何以反无吴茱萸，及知有久寒而后加之。即其非胃药肾药亦有可证者，在阳明乃两阳合明，寒不易受，仲圣言胃中虚冷者不一，无用吴茱萸之方。纵云吴茱萸兼治胃寒，夫岂不闻干呕吐涎沫头痛之厥阴病非吴茱萸不治乎。吴茱萸既为肝寒要药，以移治胃寒肝不寒之病，宁能无误。故仲圣恐人误用，又申之曰得汤反剧者属上焦。然则治上焦之药何在？半夏干姜散，正治干呕、吐逆、吐涎沫之胃寒也。他如甘草泻心汤、黄连汤，中有干姜，亦所以治胃寒。愚于此又悟干姜、吴茱萸，与黄连、黄芩为对待矣。《本经》黄连主肠澼腹痛，黄芩主肠澼不主腹痛。故小柴胡汤腹痛去黄芩，而黄连汤腹痛则用黄连，同一寒药，不能通用如是。岂有同一热药，可漫无区别。愚不以吴茱萸为肾药者，盖亦以别有肾药，与吴茱萸分疆而治者也。温肾者为附子，温脾者为干姜。太阴脏寒曰宜四逆辈，以四逆汤非温脾之正方也，温脾正方为理中丸。理中丸固有干姜无附子，而四逆汤治肾有附子又有干姜，则又何也？盖肾寒必上侮其脾，干姜在脾为中权，在肾为前茅，故姜附不可缺一，吴茱萸岂其比乎。夫肾脏者真阳所寓，有扶阳以抑阴，无辟阴以伤阳。吴茱萸得厕名于少阴者，非能治肾寒也，治肝寒之流及于肾者也。就是数者反复核之，尚何疑吴茱萸之非血药、非胃药、非肾药哉。

温经汤有瘀血在少腹，而以吴茱萸为君，非以其能行瘀也。妇人年五十所而病非新得，宜缓图不宜峻攻。故不用下瘀血汤、抵当汤，而以桂枝、芍药、丹皮三味行瘀。即以三味协参草芎归胶麦姜夏，补中调气，和血濡燥。为之绸缪者，已无微不至矣。更何需苦温辛烈之吴茱萸哉。不知妇人之病，多因虚积冷结气，瘀血在少腹不去，其为有久寒可知。冲任之血，肝实主之。肝中积结之气，非吴茱萸讵能辟去。此实是证之枢纽，曰温经者，纪其实也。

吴茱萸上不至极上，下不至极下。然吴茱萸汤之厥阴头痛，温经汤之瘀血在少腹，何非极上极下，要皆为辟肝寒之效所及，非能径抵头与少腹也。由是推之，吴茱萸之用，亦綦广矣。胃主降，脾主升，脾之所以升，实得风木制化之益，故肝病者脾必病，吴茱萸能入肝驱邪，化阴凝为阳和，脾何能不温，腹痛腹胀何能不治。其性苦过于辛，降多而升少，肝主疏泄，肝平则气自下，此所以又利大肠壅气治滞下也。

抑有用之为反佐者，古方左金丸，治肝脏火实左胁作痛，似非吴茱萸热药所宜。顾其方黄连多于吴茱萸五倍，肝实非吴茱萸不泄，连多茱少，则不至助热，且足以解郁滞之热，肝脾两获其益。故腹痛用之，亦每有神验。活法在人，未可为胶柱鼓瑟者道也。

藕　鸡头实

藕始终以生、以长、以穿穴于水中，而孔窍玲珑，丝纶内隐，故能入心所主之血。又味甘入脾而气则寒，故为心脾二经凉血散瘀之药。

鸡头植于水与藕同，味甘平补中亦同。惟藕始终不离水而善穿泥，鸡头则取苞中之实，而苞有青刺，结必向阳。藕气寒而鸡头气温，藕性润而鸡头性燥。藕所以为血药者，以其在水中穿穴也。鸡头所以为气药者，以向阳而得天气也。藕气寒性润善穿，故能散血除热。鸡头气温性燥有刺，故能除湿通痹。

鸡头主湿痹，取其能通。然其通以涩为通，故《本经》又以益精气继之。后世用于遗精带浊小便不禁之方颇多，则涩精之功，较胜于通痹之功矣。

土寄旺于四时，而人身之土亦然。天地生补土之物以为人用亦然。白术补土，为补土之本宫，固医无不知矣。窃谓补心中之土者莲实也，补肝中之土者薏苡也，补肺中之土者山药也，补肾中之土者鸡头实也。白术而外，四物皆饮馔之常品，可见心肝肺肾土有所歉，亦赖饮食以补之，偶有所见，附志于此。

柏实柏子仁

柏为百木之长，叶独西指，是为金木相媾。仁则色黄白而味辛甘气清香，有脂而燥，虽润不腻。故肝得之而风虚能去，脾得之而湿痹能通，肺得之而大肠虚秘能已。竹皮大丸喘加柏实者，肺病亦肝病也。盖妇人乳中烦呕，是肝气之逆，逆则不下归肾而上冲肺。柏实得西指之气，能降肺以辑肝，喘宁有不止。此与他喘证不同，故用药亦异也。

桂枝

《素问》辛甘发散为阳，此固不易之至理，然亦看用法何如。桂枝甘草汤纯乎辛甘，反能止汗，以甘过于辛也。辛若兼苦，发汗斯峻。桂枝辛而不苦，且与甘埒，色赤气温，有条理如脉络，质复轻扬，故只能于营卫之间，调和其气血，俾风寒之邪，无所容而自解。《本经》如麻黄、羌活、防风、葱白、川芎等，皆主发表出汗，而桂枝无之。桂枝所优为，在温经通脉，内外证咸宜，不得认桂枝为汗药也。麻黄桂枝两汤，一治无汗，一治有汗，分别甚明。且云桂枝本为解肌，若其人脉浮紧、发热汗不出者，不可与也。申儆何等严切。果证与方合，如法服之，未有不汗出而愈者，否则谬欲取汗，害乃大矣。

桂枝汤一方，论者纷纷，就愚所见，惟成无己[1]、尤在泾、刘潜江三家，最为允当。三家之中又以刘为胜。特方用芍药为臣，

① 成无己：金代聊摄（今山东聊城）人，后世尊为成聊摄。著有《注解伤寒论》《伤寒明理论》。

其所以然之故，皆未尽发出。芍药分数不减于桂枝，自来佐芍药以解表者，古方有之乎，无有也。然则芍药诚是方之关键矣。刘说载《本经》疏证麻黄下。邹氏疏麻黄第二条，自昔人泥于《伤寒·脉法篇》至不为虚设矣，真洞见两方精奥。惟潜江云：桂枝发于阳入于阴，且助以芍药之通营，乃能遂其由阳和阴之用。不知桂枝兼入营卫，气惟外扬而不内向，仲圣用桂枝解表之方颇多，非概佐以芍药。此所以加芍药者，太阳中风，风伤其卫，卫曳营气以外泄，故阳脉浮而发热，阴脉弱而出汗；卫由是而强，营由是而弱；是卫不与营和，非营不与卫和。桂枝能和两弱之营卫，而不能和卫不就营之营卫；能由阴达阳，而不能由阳返阴。芍药正与相反。敛之以芍药，则卫不外泄而入里以就营，又歠[1]粥以充其胃，温复以遏其表。桂芍并用，为一散一敛；粥复并行，为一充一遏。法如是之密者何也？非此而营卫不和，则邪汗不去正汗不生也。潜江惟看芍药尚不甚真，故核之方证，皆微有隔阂，余则矢穿七札[2]矣。

天地间凡名阴名阳之物，皆阴中有阳，阳中有阴，非判然各出。始名之为阴为阳者，风与卫皆阳也，风自伤卫，寒与营皆阴也，寒自伤营。但中风岂是有风无寒，伤寒岂是有寒无风。仲圣文多前后详略互见，与夫言外之旨，要在人潜思而得之。昔人泥于仲圣风则伤卫、寒则伤营之言，柯氏以下多非之。今唐氏容川，又谓太阳寒水之气，发于至阴而充于皮毛，皮毛为卫所居，故寒当伤卫。厥阴风木属肝，肝主营血，故风当伤营。无汗用麻黄，明是治卫气之药。有汗用桂枝，明是治营血之药。桂枝证啬啬恶

---

① 歠（chuò）：本义为尝，吸食，喝。引申指喝粥等。

② 矢穿七札：比喻箭术精湛，或喻速度极快。宋·黄庭坚《再和寄子瞻闻得湖州》："春波下数州，快若七札贯。"元袁桷《秋围》："七札巧穿谁矢直，六鳌连举我竿长。"

寒者，是言皮毛一层，自汗皮毛开，故遇寒则欲闭而作啬啬之状，因皮毛开卫气无守，故恶寒也。淅淅恶风者，是言肌肉一层，汗既漏出如淅米之状，故曰淅淅。风来乘之，直入肌肉，则营血受伤，故恶风也。噫容川既谓西法与仲景书字字符合，何以论仲圣之方，绝不顾仲圣之论，斯亦可异之甚矣。桂枝汤方义，愚已列前，兹再就容川之言明辨之：麻黄桂枝两方，只受邪浅深之分，无风寒各病之别，故麻黄治伤寒亦曰恶风，桂枝治中风亦曰恶寒。乃容川视两证若风马牛不相及。又以桂枝之中风，为风中厥阴，直入肌肉。此《金匮要略》之中风，非《伤寒论》之所谓中风，出入甚巨，乌得不审。汗自出者，不药而汗自出之谓，正风伤卫之证据。容川谓自汗皮毛开，是无故插入杂证之自汗矣。否则风不伤卫，何以皮毛自开汗自出，卫分毫不作主，一任风邪飞渡，内汗漏出。岂有表间藩篱尽撤，而仲圣尚思以桂枝汤治之之理。况伤卫者为寒为麻黄证，而麻黄汤内之桂枝，容川则谓从血分外达筋节。寒不伤营，何以加此无干之血药。凡此揆之仲圣本论，悉多枘凿[①]，实不能为容川解也。

容川之论桂枝汤全方也，曰邪在营分，用甘枣补脾，从脾之膏油外达，以托肌肉之邪。用白芍行肝血，从肝膈透连网外达肌肉，以行营血之滞。用生姜宣三焦少阳之气，从连网达腠理，以散外邪。尤重在桂枝一味能宣心阳，从小肠连网，以达于外，使营血充于肌肉间而邪不得留。然则此方正是和肌肉治营血之方，正是小肠血分之方，若不知水火合化之理，则此方之根源不明也。

按：仲圣桂芍并用之义，愚已具前。姜枣为和营卫，亦详大枣。盖桂芍和营卫为解表，姜枣和营卫为补表，炙甘草则安内攘

① 枘凿：即方枘圆凿（方形榫子圆形卯眼）的略语或简称。枘：本义为榫头。凿，本义为穿孔；引申泛指挖掘，打通；也指凿出的榫眼。又引申指牵强附会，鲜明，明确，真实。枘凿，即方榫头，圆榫眼，比喻格格不入，两不相合。

外司调人之职者。以仲圣书统考之，自知鄙说之非妄。容川以甘枣为托邪，则姜枣之义亡而桂芍为无功矣。芍药何能外达，营弱何尝营滞。论经络，则三焦小肠与膀胱原属贯通。论病证，则六经各有界址，未便牵混。且五物非合以散邪之药。纵如其言，岂不取汗甚捷，而何以汗不出者反不可与。吾恐容川所谓根源者，非此方之根源矣。

容川之于《内经》仲圣书，宜活看者，偏板看之。宜合看分看者，偏分看合看之。自相龃龉处，亦往往有之。伤寒六经，沿张令韶[①]、陈修园之误，不分手足。夫六经配六气，主足不主手，有确不可易之理，不能意为合并。试问小肠丙火，可以膀胱寒水之方桂枝麻黄治之乎。容川以风属厥阴，便谓太阳中风即中厥阴。不知寒水乃风木之母，风从皮毛而入，母先受之，病自在太阳不在厥阴。又误以心主营血，为肝主营血，桂枝证为风伤营非风伤卫，展转淆混，胡可为后世训者。厥阴为阴之尽，多纯寒之证；其有寒热错杂者，以内包少阳相火也。故风有寒有热，亦当兼少阳言之。震为东方之卦，东为生风之方，少阳甲木，正符易之震卦。震不言木而言雷者，明阳动之时，甲木之所由生也。一阳在下，阳之所以稺也。巽为木为风，易则明示之矣，风木自属厥阴。厥阴阴已尽，故一阴居下。巽以厥阴而位东南，非东不生风木，亦足见风之为阳邪也。由是观之，风之寒者厥阴之本气，热者少阳之兼气。其在《内经》，所谓厥阴不从标本从乎中也。容川又泥之至矣，谓中气为化，是指冲和之阳而言，不指火热而言。不知厥阴总不离乎少阳，有化时亦有不化时。譬之夫妇，倡随时是夫妇，反目时非夫妇乎。且容川第以阳言冲和，则少阳一经，宜无时不冲和，何以竟有火热之证，此理不易晓乎。容川又于厥阴病

① 张令韶：即张锡驹，字令韶，浙江钱塘人，清代名医。著有《伤寒论直解》。

分肝与包络为二，言寒则舍包络，谓肝挟肾水而生寒。言热则舍肝，谓包络挟心火而生热。夫肝至挟肾，包络至挟心，旗鼓各建，必有非常之寒热病，执是说以治寒热兼有之肝病，庸有当乎。西医考究形质，至细至精，原非欺人；特人身阴阳消息，与病气出入之机，有未可以形质印定者。若太阳病以厥阴拟方，厥阴病以包络与肾拟方，漫谓于古法有合，则于谈中西医也，何容易焉。容川于修园书谓非攻修园欲襄其不逮，愚于容川亦云。

医不讲《内经》不讲形质则已，讲《内经》讲形质，而于仲圣方仍枘凿而不入，何裨于医。张令韶、唐容川其彰彰者矣。姑举太阳一经言之：太阳病下之后，其气上冲者，可与桂枝汤方。误下无不邪陷，邪陷而气冲，是下药激动其太阳之腑气，经所谓是动则病冲也。表病仍在，故可与桂枝汤。或疑气冲何竟不治，不知膀胱受寒下之累，惟辛温能止其冲，桂枝乃下冲妙药，仲圣屡用之，既下冲而复能解表，孰有善于桂枝汤者。不曰宜桂枝汤而曰可与桂枝汤方，是用其方而犹有斟酌之意在。或桂枝加重，或外加茯苓，固可揣而知者。用前法三字，洄溪谓指误治，极是。否则服汤后自应不上冲，而又云不可与何耶。愚之解是方如是。修园则否，而又引张令韶云，太阳之气，由至阴而上于胸膈，由胸膈而出于肌腠，由肌腠而达于皮毛。愚不知其所指，殆为气冲而发。夫太阳之脉动则病冲，不能不涉及冲脉。然其所以然，亦只得付之盖阙，而令韶不知何以云然。太阳为一身之外卫，脉皆行身之背，有《灵枢·经脉》篇可稽。如令韶言，则是行身之前矣。令韶论伤寒不分手足经，岂因手太阳脉有循咽下膈一语耶。若然，则以经文计之，当由小肠至胃，由胃至膈，由膈至咽，亦不从皮毛而出。于足太阳之治，实去而千里。虽然，其所言手太阳也，其所用之药，则不知非手太阳也。石勒所谓赖有是者也。胸胁为少阳厥阴两经经脉之所至，故胸满胁痛为伤寒少阳病，若胁中痞硬，则加牡蛎厥阴药。何经见何经之病，与《灵枢·经脉》篇毫发不爽。而容川论太阳病十日已去脉浮细而嗜卧一节，谓脉浮为外已解，脉细嗜卧，则是病及少阴，元阳不得外出，当用附子细辛汤治之。考少阴篇无此方，必是谓麻黄附子细辛汤，而佚去麻黄二字。乃其于少阴篇解麻黄附子细辛汤，则云邪从表入，合于太阳经，仍当从表以汗解之，且于发热上加恶寒字。兹拟移治脉浮细嗜卧之太阳病。以脉浮为外已解，岂用于彼为解外，用于此则否耶。又有奇者，于胸满胁痛之下小柴胡汤之上，添入脉细嗜卧，岂脉细嗜卧无兼证，则应用麻黄附子细辛汤。有兼证，则脉细嗜卧可全然不顾耶。于脉但浮之下麻黄汤之上，添入嗜卧。嗜卧非少阳证，乃谓解表以达少阳之枢，则少阴之气自出，而其所治之方，则非少阴非少阳，仍仲圣之麻黄汤也，岂麻黄汤不妨治少阳病耶。至谓胸满胁痛，是因三焦之膈膜不畅，致肾气不得外出，则视手足少阳全无区别，而不知有大不可者在。容川既尊《内经》尊仲圣矣，试问《灵枢》足少阳口苦胸胁痛等证，手少阳有之乎，小柴胡汤之为治足少阳，尚何疑乎。容川所谓中西汇通者，大率类是，其全书《伤寒浅注补正》《金匮浅注补正》[1]岂胜指摘。偶有所触，附志于此，愿以质世之深于长沙学人。

《伤寒》六经不分手足，已属大谬。而容川更于形质可通之处，悉力推演其说，势不至茫无畔域，尽失古圣分经之旨不止，而容川不自知也，此其弊盖自其治本草始矣。于桂枝汤论桂枝，曰桂枝宣心阳，从小肠连网以达于外。于麻黄汤论桂枝，曰桂枝从肝之血分外达筋节，宣之使出。于五苓散论桂枝，曰导心火下交于水以化气。于桂枝去桂加茯苓白术汤论五苓散，曰用桂枝以

---

① 《伤寒浅注补正》《金匮浅注补正》：清代名医唐宗海（字容川，四川省彭州人，进士出身）著。另有《中西汇通医经精义》《血证论》《本草问答》等。

宣太阳之气，气外达则水自下行而小便利，于《本草》问答论桂枝，曰桂枝色赤味辛，亦是入心肝血分之药，而五苓散桂苓五味甘草汤，均取其入膀胱化气，非桂枝自能化气，实因苓泽利水，引桂枝入于水中以化水为气。按其说纷然淆乱，茫无真见。既云宣太阳之气，气外达则水自下行矣，自应不入膀胱，又云取其入膀胱化气。既云入膀胱化气矣，又云非桂枝自能化气，得苓泽而后化水为气，水既化而为气，其尚有不化之水走小便否耶。以其说还叩之容川，当亦有哑然笑者。夫桂枝非不入心入肝也，知其入心入肝，而不知其为中风自汗之太阳药不可也。惟知其为太阳药而不达皮毛以泄汗，则桂枝汤不止治自汗之邪。桂枝亦不止为太阳之药，此其法备见于仲圣方，今具论如下：

桂枝用一分之方，曰竹皮大丸。乳子之妇，烦乱呕逆，此阳明热炽，中气大虚之候。镇中宫而宁天君，惟甘草为补虚之选，故非多其数不为功。然补虚不先之以拯乱，必无益而有害。石膏白薇皆阳明药，所以平呕逆而召浮阳。阳明之热，由胆而来，竹茹所以清胆火。以寒药于病为宜，而扶生气非宜。甘药于虚为宜，而有胃热非宜，故甘草生用则不致过守，略加桂枝，则与甘草辛甘相合以化气。如是而拯乱之药，皆得有补虚之益，故名之曰安中益气竹皮大丸。

桂枝用二分之方，曰蜘蛛散。桂止二分，势不能入下焦，妙在以蜘蛛十四枚炒焦引之，故蜘蛛得桂而升，桂得蜘蛛而降。狐疝时上时下，蜘蛛协桂，亦时上时下，所以能泄肝邪而治狐疝也。曰五苓散。汗出而津亏胃燥则消渴，膀胱之气不化，则水蓄而小便不利，脉浮微热，则表邪犹在。二苓泽泻所以导水利小便，白术所以补脾生津，桂枝少用所以解表，且与四物共以散服，多饮暖水，则太阳经府之气俱化，此盖表里分治而又欲其和衷共济也。

桂枝用三分之方，曰土瓜根散。四物皆止三分，杵为散而酒服，取其清疏通降，能行瘀而泽枯。其中又有分有合，桂与酒横行脉络，䗪与芍下入少腹，土瓜根则合上下以联贯之，所以为治经水似通非通之良剂也。

桂枝与他药各等份之方，曰桂枝茯苓丸。桂枝无下癥之能，下癥而用桂枝，似非多不济矣。然妊娠之时，宜渐磨不宜急攻。逐瘀止丹皮桃仁，而以桂苓化气，为血药之前驱；芍药行阴，为气药之管束。五味各等份蜜丸，原非温经汤下瘀血汤之比，桂枝奚嫌其少。少用而无虞其不下趋者，则又藉苓芍之力也。曰半夏散及汤。此必少阴寒邪，挟痰涎壅于咽中作痛。不然三物辛甘温燥，而甘草且以炙用，于热痛决非所宜，不得以从治为解。可见桂枝少而服散，并能上治咽痛。君以半夏，协以炙草，皆所以化气而和解之也。

桂枝用一两之方，曰桂枝甘草龙骨牡蛎汤。烦躁由于烧针，是心肾胥为之震慑矣。龙牡所以镇肾阳，桂甘所以安心阳，因无他证，故亦不加他药。桂枝特少者，不使随龙牡以下趋。甘草倍桂枝者，并益中气而和三物也。曰枳实薤白桂枝汤。胸痹是病名，下乃详言其证，以胸痹有不同也。气至于结，胸至于满，薤栝力有不逮矣。故更以桂枝佐薤白散结，厚朴佐栝楼泄满。枳实用为君者，所以平胁逆也。曰竹叶汤。此中风由寒化热，将由太阳入阳明而真阳适虚之证。桂枝解表化气，以铲寒邪之根。止用一两者，以病本无汗，多则侵葛防发散之权也。

桂枝用二两之方，曰麻黄汤。桂枝所到之处，皆麻黄所到之处。既用麻黄又加桂枝，愚于麻黄已略着其说，试更申之。伤寒之邪，锢闭营卫，至于头痛身痛腰痛骨节痛，发之既暴而所及复广，非得横厉无前之麻黄，不足以戡定祸乱。非得从容不迫之桂枝，不足以搜捕余孽。且麻黄性刚，桂枝性柔，以刚遇柔，并能少节其性，不致直前不顾。桂枝止二两者，以倚重在麻黄也。曰桂枝加黄芪汤。此段叙黄汗之证甚杂，注家亦颇颟顸。大抵营卫之间，水与热交蒸而滞其行度，非挟寒挟虚不尔。欲温经化气以泄黄汗而取正汗，自惟桂枝汤为当。第桂枝汤所治为卫强，此则卫弱，故加黄芪益卫气而疏之。更减桂芍以节其内向而外交于卫，斯邪不能容而正乃复矣。桂芍黄芪三味，为黄汗必需之药。彼芪芍桂酒汤，多其数而又重加苦酒者，以脉沉非此不能泄邪也。曰厚朴七物汤。桂止二两加生姜用至五两，则散寒之力优，不致因桂留邪矣。表里兼治，故以大枣安中，甘草和之。草不炙者，以有小承气攻里，不宜过守也。姜多枣少者，病非自汗，不以补表也。曰茯苓甘草汤。伤寒汗出而渴者，五苓散主之。汗出属表邪未尽，渴则太阳之邪已由标传本，以五苓散表里两解之，其小便不利可知。此与脉浮、小便不利、微热消渴与五苓散者，正复无异。下云不渴者茯苓甘草汤主之，是明指尚有表邪而言。不渴则胃不热而水停于上，又与真武汤及茯苓桂枝白术甘草汤之汗出液虚，肾水上救相似，不过有微甚之分耳。彼甚此微，故但以茯苓一味消心下之水，桂甘生姜解其表邪，即无他虑。桂甘少用者，并辅其扶心阳治悸也。无芍药者，邪已传本，若再敛之，则表不解也。无大枣者，茯苓少则肾不伤，不必滋液也。曰茯苓泽泻汤。胃反由胃中虚冷，桂枝协生姜散寒，协甘草温中。以治在上焦，故止用二两。余详茯苓。曰桃核承气汤。此于外解后用之，桂枝岂为解表而设。太阳传本，热与血结而为少腹急结，桃仁黄硝，皆所以攻之。气为血帅，气行而血乃行，故以桂枝入膀胱化气。甘草则甘以缓急也。桂止二两，何以能入膀胱？以大黄辈得之则与俱下，且多则助膀胱之热也。曰桂枝加葛根汤。葛根治项背强几几，义详葛根。葛根汤与此只麻黄一味有无之分，以彼为无汗恶风，此为汗出恶风也。太阳病汗出恶风，桂枝汤正其所宜。

惟加葛根以治项背强几几，则以解肌起阴气为重，和营卫次之，故桂芍减桂枝汤各一两。曰温经汤。桂枝少则疏通经脉，约以芍药，则能入下焦化气。用姜不用枣者，不以补表也，余详吴茱萸。曰木防已汤。膈属肺胃肾三焦之脉所历。支饮横于膈间，滞其肺胃之气，则喘、则满、则心下痞坚；下与肾相感召，则肾气上乘，而面色黧黑；脉得沉紧，病固不独在上也。防已外白内黄，有黑纹如车辐，气味辛平，能行膈间之水，由三焦以下输于肾，肾得之则气平。佐以桂枝，一苦一辛以散结，则心下之痞坚去。然停饮至数十日之久，肺胃已郁而成热，非泄热则喘满不止，故又佐以石膏。吐下之后，中气与津液大亏，故又佐以人参。又云虚者即愈，实者三日复发，虚与实皆指肾气而言。肾虚则肺降而肾安，实则非咸寒以利之，淡渗以伐之，气必复上。注家不知其证之关肾，好为影响之谈，那得于药证有合。

桂枝用二两半之方，曰薯蓣丸。风气百疾，盖即风虚之证，久踞于肌肉筋节间，而非初感之可以汗解者也。虚劳诸不足，乃其病根所在。方以补虚为主，驱风次之。薯蓣人参白术甘草地黄麦冬阿胶大枣，填补者也。余十三味，疏瘀郁、调阴阳，以补虚而驱风者也。其真正风药，只防风一味耳。填补中兼能驱风者，以薯蓣为最，故君之。

桂枝用三两之方，曰桂枝生姜枳实汤。心中痞悬痛，与胸痹痛有别，故不用栝楼薤白。悬痛由下有逆上之气，使痛不得下，如物之空悬，其为心阳不布，阴邪得以窃据无疑。故用姜桂各三两，以伸阳而散邪。诸逆不离乎肝，枳实酸入肝而苦降逆，逆降则痛除而心阳得复矣。曰防已茯苓汤。桂枝得防已黄芪，则能行皮肤之水。重加茯苓者，引三物下降，使由小便去也。水在皮肤，下之速则有遗邪，故加甘草以缓之。曰苓桂术甘汤。痰饮者寒饮也，心阳不足，痰饮得以窃据膈间，故胸满。木得水而风动，土不能为之防，故胁满而目亦眩。满曰支者，明满之由肝来也。以桂甘益心阳而化气，白术崇脾土而燥湿，茯苓则自心下导饮而泄之，此治寒饮之主方也。曰桂枝去芍药加蜀漆龙骨牡蛎救逆汤。此与桂枝龙骨牡蛎汤治无大异。惟惊狂起卧不安，较烦躁尤重，故桂甘龙牡皆倍增之。彼无表邪，而此则脉浮，故加蜀漆协桂枝以散邪。既解其表，必补其表，故加姜枣以和营卫。用桂枝汤而必去芍药者，以不汗出也。曰栝楼桂枝汤。仲圣于桂枝加葛根汤，云反汗出恶风，此云脉反沉迟，反字自宜着眼。盖太阳证备，必身热头痛汗出，脉不应沉迟而沉迟，故云反。柔痉原有沉迟之脉，故又以此为痉而申明之。证皆桂枝汤所有，故用桂枝汤全方，身体强几几然，则非痉不尔。加栝楼不加葛根者，即体强与项强之别。其濡养筋脉以治强直，则二物一也。曰乌头桂枝汤。寒疝、腹中痛、逆冷、手足不仁、若身疼痛，若者及也，非或然之词，以身疼痛为表证，故加一若字以别之。此表里伤于寒邪之重者，乌头驱表里之寒，桂枝汤化表里之气，互相为用。乌头以蜜煎，则毒解而性和。桂枝汤用治腹痛亦散表邪，故芍药不再加。桂枝汤与乌头均浓煎，而得蜜之甘润，则补中缓急，处处皆弥纶无间。故其知也如醉状，而邪则吐之，岂灸刺诸药所能及欤。曰黄芪桂枝五物汤。血痹阴阳俱微，桂枝汤调阴阳有余而通痹不足。故加黄芪以疏卫，增生姜以宣阳。义主理虚，而守补太过，则非血痹所宜，故甘草去之。无表邪，故不取汗不温覆。与桂枝加黄芪汤，似同而实异者此也。曰泽漆汤。此与厚朴麻黄汤，皆外寒与内饮相搏而咳者。脉浮者表邪方盛，故重与解表。此咳而脉沉，非无表邪，但轻微耳。彼用麻杏，此用桂姜，犹麻黄汤桂枝汤之分伤寒中风也。饮亦彼重此轻，故彼用半夏六升，此用半升。彼热邪在肺，故加石膏，此热邪较下，故加黄芩。彼治咳用姜辛五味，即小青龙成法，水停在上。此水不上乘，故但以泽漆紫参白前降逆导饮而咳亦止。邹氏释泽漆至精，谓能使水气还归于肾，是用泽漆亦与用五味有微似之处。然则彼无人参何为？彼所治皆一气外散。人参乃止咳善后之策，于散寒蠲饮无与也。此则表里分投，上下背驰，安得不以人参调和之。曰白虎加桂枝汤。尤氏释此方极当。惟以桂枝为因而达之，颇涉颟顸，不如赵氏疗骨节痹痛之说。然不发明伏气，亦犹之泛也。盖寒邪伏于肾脏，至春夏发出，虽已无寒但热，而骨节烦疼，则仍是根株未拔。肝主筋，诸筋皆属于节，桂枝亦肝药，故加桂枝以搜骨节烦疼之伏邪。否则但以白虎治热，疟终不服也。曰侯氏黑散。大风有菊花防风辈任之，桂枝是与川芎当归治心中恶寒。曰当归四逆汤。厥阴病血虚而寒中之，故手足厥寒脉细欲绝。当归为君，补其血虚，桂枝通草，所以散寒而通脉。大枣甘草，所以益中而培脉。脉细欲绝，邪已及肾，故加细辛以驱肾寒，犹少阴病之兼肝药也。用桂枝汤而无姜者，恶其发散以伤阴也。曰炙甘草汤。脉结代，是营血虚衰。心主营而生脉，故动悸。地麦胶麻，所以养营阴。桂枝甘草，所以扶心阳。人参所以生脉。姜枣所以和营卫。然甘草协参枣，则又能补中。生姜协桂草，则又能宣壅。枣草皆多于姜者，不使过散以伤神也。清酒煮者，欲引诸药以通络也。曰桂枝加附子汤。此与桂枝去芍药加附子汤，只争芍药一味之出入。彼去芍药，为下后脉促胸满。加附子为微恶寒。此四肢微急，难以屈伸，亦阳虚之象，不可无附子。汗漏不止小便难，则表邪未尽而津液又亏矣。桂枝汤正治自汗和营卫之方，芍药极要，何可去之。曰桂枝加厚朴杏仁汤。说详杏仁。曰防己地黄汤。说详防己。曰桂枝加芍药汤。此条注家泥于太阳病医反下之句，又但以桂枝汤为太阳病解表之方。或云非脾脏之寒，或云和太阴之经，或云发太阳之邪，或云越外入之邪，或云举误陷之邪，皆于是证是方，不关痛痒。太阳病误下之后，至于腹满时痛，是已入太阴之脏矣。太阴为阴之至，决无升理。就证论证，焉得不先救其药误。夫桂枝汤之为用甚多，或以本方略为增减，或止选二三味，或止用桂枝，以及桂枝汤再加他药之或多或少，即证治悬殊，不得执太阳表邪为例。况以桂枝解表，遇无汗者概不用芍药。今以芍药为少而再加一倍，岂尚存解表之见耶。大痛实者于此汤再加大黄一两，宁非太阳病之陷入者，而得谓举邪使出耶。然则桂枝加芍药汤，断不必于解表致思。更有可比例以明之者，小建中汤比桂枝加芍药汤，只多饴糖一味耳。《千金》再加当归，名内补当归建中汤，其芍药亦仍是此数。前圣后贤，心心相印，未闻此两方亦发其表邪。夫太阴者阴脏也，统血者也。为下药所苦，致阴气结而不舒，腹满时痛，芍药虽寒，而能破脾家血中之气结，善治腹痛。然结固破矣，非有桂枝，则黍谷之春，终不得回。以桂枝有外心无内心，重加芍药以敛之，则能入脾而不走表。且桂枝得生姜则散寒，得甘草大枣则补中，皆赖芍药为之前导，故非用加一倍不可。结破中补而阳亦复，腹满时痛，恶能不愈，此满痛之治法。急痛非小建中不可，以饴能缓急亦能助满，方剂自各有当也。徐忠可谓自究心《金匮》，用桂枝取效，变幻出奇，不可方物。旨哉言乎。曰桂枝加龙骨牡蛎汤。愚以此为专治脉得诸芤动微紧，男子失精、女子梦交之方，已于解天雄略及之。按用桂枝汤原方，必于桂枝汤所治有吻合之处。脉芤动微紧，有阴阳乖迕之象。桂枝汤正所以和阴阳，阴阳乖迕，则精不守，神不藏。龙牡能召阳敛阴，涩精安神，故加之也。

桂枝用四两之方，曰桂苓五味甘草汤。此支饮渍肺而咳，引动肾气，从下上冲，复从上下流阴股，其多唾口燥及小便难时复冒诸端，皆因是而致。治以茯苓消饮，桂枝下冲，甘草培中土以杜肾水之上乘，五味摄肾阴以召肺气之下降，证甚繁而药甚简，所谓握要以图也。凡仲圣治寒饮之咳，无不以姜辛五味并用。兹有五味无姜辛，以姜辛助面热故去之，五味补尺微故取之也。桂枝为下冲专药，虽助阳不得而避也。迨服之而冲气果低，反更咳胸满，正当以桂枝治胸满矣。而转去桂加姜辛曷故，盖姜辛与五味本不能偏废，咳而胸满，咳治则胸满亦治。加姜辛为与五味治咳也，面热本不宜桂枝，冲气低则去之便也。若茯苓蠲肺饮伐肾邪，则断无可去之理矣。曰桂枝附子汤。伤寒至八九日，风寒之邪未尽，适遇阳虚之体，里湿与外风相搏，遂致身体疼烦不能自转侧。脉浮为风，涩与虚为阳虚挟湿，阳虚而无别因，故不呕不渴，此桂枝汤为解表必需之剂。阳虚则非附子扶阳不可，协桂枝又足以并驱风湿，故加之。脉浮无汗则不宜敛，故去芍药。桂枝加桂枝汤一两者，重则能达下利小便也。曰甘草附子汤。桂枝与附子，皆风寒风湿并治，惟附子尤能扶阳。此风湿相搏，阳虚之甚，非附子不胜其任，故方名隐桂枝而标附子。以甘草冠首者，湿不宜人参，身肿又不宜姜枣，甘草补中缓外，功不可没也。附子化湿而不能御湿，加白术者，崇土以御湿也。小便不利，并以桂枝利小便，故多其数也。曰桂枝人参汤。此理中汤加桂枝也。理中为治霍乱寒多之方。此数下致虚，虽挟热而利，脉必微弱（说本《金鉴》），当以寒多论治。干姜甘术，温中补虚，即理中之成法。彼兼呕吐，故甘草生用以和胃；此利下虚甚，宜于守补，故甘草炙之而又多其数。桂枝后煎而必用四两者，欲其解表而并散心下痞硬也。霍乱为上下不和，此为表里不和，故均用人参以和之。曰桂枝甘草汤。发汗过多，伤其心气，致叉手冒心心悸欲按，与真武汤汗后肾水上乘有他证者不同，只须补其心气，桂枝汤桂甘二味即属妙法。桂枝不以利小便而亦用四两者，心气虚甚，非多不济，且轻扬之性，上虚则即归上，势固然也。曰茯苓桂枝甘草大枣汤。桂枝甘草汤为汗后心悸欲按，此为汗后脐下悸，因同而证不同。彼必心气素亏，此必肾气易动也。肾病治肾，桂枝自应四两，而亦用炙草二两者何哉？桂甘无他药，则辛甘合化，心受其益；此以茯苓半斤先煮，大泻肾水，桂枝亦多，自随茯苓以入肾，伐肾邪而化气。枣草皆中宫物，此际必协以御肾，无待言者。有甘草而又加大枣者，扶阳之后，宜以甘润益阴，且不助肾也。曰桂枝芍药知母汤。是条尤氏误于知母一味，只知其能除热，遂谓温温欲吐《金鉴》云：温温当是嗢嗢，是湿热从下上冲。生姜多用，是止呕降逆。唐容川则以是条与下条合看，全归之于虚，其解方亦全属理虚。又云凡仲圣所称欲吐，多是火逆。不知寒逆更多。温温欲吐四字，此见之少阴病，何以忘之。又以知母为清血中郁热，知母岂是血药，似此武断杜撰，令人骇绝。就愚所见之书，惟赵氏以德风寒湿痹其营卫，与知母治脚肿之说，实胜诸家，惜未发其所以然耳。夫风寒湿三气合而成痹，非各占一所，今约略指之。头眩者风淫于上，短气者湿阻于中，欲吐者寒逆其胃，湿易下流，故脚肿如脱。三气固结不解，致三焦失其统御。水谷不能化精微而充肌肉，故诸肢节疼痛身体尪羸，其为虚其不待言矣。然风则阳受，痹则阴受，痹病未有能一汗而愈者；补则助邪，补亦未可以易言者。按桂枝等九味，皆仲圣屡用之药。麻黄附子，有不以除寒者乎，白术有不以除湿者乎，防风有不以除风者乎，桂枝汤有不以调阴阳和营卫者乎。附子除寒即属补阳，白术除湿即属补土，不专为补计亦可见矣。凡桂枝汤所主之证，必有自汗；无汗用之，必非解表。麻黄汤有桂枝，麻多于桂也；此桂多于麻，且约之以芍药，盖欲使诸治邪之药，以桂芍引之，甘草和之，留连于营卫经络肢节，以成潜移默化之功，夫复何疑。去大枣者，润液则羁湿也。生姜加多者，以能助术附升阳，为桂芍促驾，且性味与四物相得也。然则桂苓之功固不在小，知母何为而亦与之同标方名也？夫知母者，赵氏所谓治脚肿，即《本经》所谓除邪气肢体浮肿下水者也。功岂出桂芍下哉。

桂枝用五两之方，曰桂枝加桂汤。此与茯苓桂枝甘草大枣汤，皆所以制奔豚。而桂枝有四两五两之分者，彼为脐下悸而尚未上冲，且已多用茯苓伐肾邪，故四两不为少。此则重伤于寒，肾气从少腹上冲至心，桂枝散寒而更下其冲，故于桂枝汤再加桂枝二两。仲圣用桂只是桂枝，盖即一物而加之减之，便各有功效不同，以诸方参考之自见，不必疑此之加桂为肉桂也。

桂枝用六两之方，曰天雄散。桂枝用至六两，仅见是方。盖以天雄益肾精，更以桂枝化肾气；以龙骨召自下上越之阳，更以桂枝扶自上下济之阳；以白术培土而守之，更以桂枝温土而发之；是桂枝足以辅三物之不逮，非用之至多，则轻易之性，治上不能治中下也。

仲圣用桂枝之广大精微，愚已备陈其法。试更以桂枝汤推类言之：夫桂枝汤不独治太阳病也，治阳明病亦有之。如阳明病、脉迟、汗出多、微恶寒者，表未解也，可发汗，宜桂枝汤。是桂枝汤用之于阳经外证，总以汗出为断。太阳表实者不汗出，汗出必表虚，故可以桂枝汤调营卫。阳明病本自汗出，而汗出之证则有不同。汗出而恶热不恶寒，与得之一日不发热而恶寒，二日寒自罢而发热者，阳明热病也。此汗出且多，脉复迟，则非热蒸之汗出，而为表虚有寒邪之汗出。微恶寒而非背微恶寒，又无燥渴心烦之里证，则非解后之余邪，而为表邪之未解。虽阳明之邪，较深于太阳，而宜以桂枝汤生正汗而发邪汗，则理实无二也。谨按《金鉴》云：汗出多之下，当有发热二字。若无此二字，脉迟汗出多微恶寒，乃是表阳虚，桂枝附子汤证也，岂有用桂枝汤发汗之理乎。窃思仲圣此条，确切桂枝汤证，似无佚脱之字。至桂枝附子汤以芍药易附子，正是汗出与不汗出分别紧要之处。风湿相搏之宜以附子扶阳，与阳明中风之表虚只须用桂枝者，似亦有异。然欤非欤，姑谨志之。

用桂枝汤而非自汗出者亦有之。如太阴病脉浮者可发汗宜桂枝汤。按太阴之为病一条，是太阴脏病提纲。此脉浮是经病，断无腹满而吐等证。然则太阴病三字从何着落。窃谓他条太阴中风四肢烦疼，即属太阴经病之提纲。邪中阴经，讵能汗解，桂枝汤是和剂亦非汗剂。注家不究桂枝汤发汗之所以然，而第执可发汗三字，模糊以辛甘发散释之。柯氏更误认脉浮为风热。不思桂枝汤之发汗，是何等发汗，必其先表虚汗出，服汤后再歠粥温覆，然后邪汗去而正汗以生。今太阴中风本不能有汗，阴经之表证，本不能以麻黄葛根等发汗，舍桂枝汤解肌调营卫，尚有宜于是者乎。王宇泰云：阴不得有汗，故不言无汗，三阴兼表病，俱不当大发汗。非深明于仲圣法者，不能为此言。

用桂枝汤而但身体疼痛者亦有之。下利腹胀满身体疼痛者，先温其里，乃攻其表，温里宜四逆汤。攻表宜桂枝汤一条，《金匮》亦载入。窃疑本系杂证而复出于《伤寒论》者。下利之下，《金匮》多一后字，盖太阴所受寒湿下利之后，脾阳式微，腹故胀满。外则经气亦虚，风邪乘之，与里湿相搏，体为之痛。然经脏并治非法，以四逆汤先温其里，则寒湿去而表邪亦孤。后以桂枝汤解肌散风而和营卫，自易如反掌。不云发汗者，即《金匮》所谓但微微似欲汗出者，风湿俱去也。

更有用桂枝汤于妇人妊娠者，《金匮》妇人妊娠篇第一条，妊娠至六十日不能食，自属阻病。阻病用桂枝汤，似有未合。徐氏谓桂枝汤内证得之为化气调阴阳，差胜诸家，而终未亲切。窃思仲圣于病证但标数字，而即云宜某方者多有之，此或尚有的对之证，欲人就其方思之而自得耳。按太阴中风四肢烦疼，太阴病脉浮者宜桂枝汤。而《千金》半夏茯苓汤治妊娠阻病，为后世所宗，却有四肢烦疼恶寒汗出等证。方中橘姜辛夏，与桂枝汤亦颇有似处。就是测之，妊娠阻病，必得有太阴外证者，以桂枝汤治之，方不致误。虽然，不知强解，儒者所戒，宜《金鉴》谓有脱简而不加注也。绝之是绝其医药。娄全善治一妇，即遵此法而愈。又《女科辑要》载一老妇劝人停药，后如其言。然则以绝之为绝其病根，或泥于安胎，治之而逆，是绝其妊娠者，当爽然失矣。

卷四

沉香

肾中阳虚之人，水上泛而为痰涎，火上升而为喘逆。沉香质坚色黑而沉，故能举在上之水与火，悉摄而返之于肾。其气香性温，则能温肾以理气，即小便气淋，大肠虚闭，亦得以通之，而要非以宣泄为通也。

沉香之用以气，虽功在降摄，而凡气分中之病，仍能运转于中而不留滞。若滚痰丸以沉香佐礞石、大黄、黄芩，治实热老痰，则其知沉香也深矣。

乌药

乌药色黑味辛，气温而香，其主膀胱肾间冷气攻冲背膂宜矣。而寇宗奭谓与沉香同磨作汤点服，治胸腹冷气甚稳当者何故？盖其根如车毂纹横生，非降亦非升，故凡病之属气而涉寒者皆可治。所谓空通者转气机也。缩泉丸治小便频数，温肾固气，惟恃益智、山药，佐乌药则以散冷气耳。

黄檗

黄檗为五脏肠胃清湿热之药，表里上下俱到。表有热可治，表不热而里热亦可治。色黄入肠胃，皮入肺，微辛亦入肺，气味俱厚，性寒而沉入肝肾，入胃则亦入脾，入肾则亦入心。《本经》所以主五脏肠胃中结热也。性寒已热，燥则除湿，故《本经》所列黄疸、肠痔、泄痢、女子漏下赤白、阴伤蚀疮[①]，皆属湿热之疴。《别录》又补出惊气在皮间、肌肤热赤起、目热赤痛、口疮，则所谓五脏肠胃者悉备矣。大抵湿下溜而火上出，《别录》所主虽不属湿，而其因未始非湿。观仲圣栀子蘗皮汤、大黄硝石汤治黄疸，为阳明病。白头翁汤治热痢，乌梅丸治呕吐久痢，为阳明兼厥阴病。《外台》[②]大黄汤，更治天行壮热，黄蘗一味，实赅五脏肠胃，故其用颇广。若以治少阴与萸地知母为伍，则肾中不必有湿，否则如其分以施之，必得如二妙散为当。盖苦燥之物，无不劫阴，以黄蘗为滋阴之剂者非也。

厚朴

厚朴苦温散湿满，其气向表，枳实苦寒泄坚满，其气向下。二物皆胃家气药。阳明病胃中燥结在血分，自宜以涤热逐实之大黄血药为君。然非气药为之前驱，则不能锐师直入此三物并用之故。大承气又加芒硝者，芒硝亦血药而微兼治上，犹厚朴气药而微兼治表，余邪不至少留而成寒尤能速下，不止如小承气之和胃已也。

枳朴[③]主治多在中焦，故为承气要药。然枳实薤白桂枝汤枳朴并用，其证为胸痹与胁下逆抢心，则又何说？盖二物虽有温散寒

① 蚀疮：中医病证名，亦称阴中生疮、阴疮、阴䘌、阴蚀疮。症见外阴溃烂，脓血淋漓，或痛或痒，肿胀坠痛，多伴有赤白带下。赵贞观《绛雪丹书》："凡妇人阴户中生虫生疮，名曰蚀疮。"

② 《外台》：方书。即《外台秘要》的简称。唐·王焘著。

③ 枳朴：中药枳实、厚朴二药并提的简称。

泄之不同，而皆苦中有辛，苦多辛少。惟其为气药而兼辛，故心肺之部亦其所到。苦多则不能久停心肺，而可倚以散逆下气。枳实又为胁痛要药，与厚朴先煮多煮，所以平胸胁之逆满，内薤白等数沸，所以开心胸之阳痹。分之各尽厥职，合之则同建奇勋。方名出枳实不出厚朴者，以胁逆非厚朴所主也。

夫厚朴非所云气向表者欤，虽非表药而表证亦兼有可资，如厚朴麻黄汤治咳而脉浮，以厚朴能随麻黄辈[①]外散寒邪，偕姜夏辈内消寒饮，方名以是冠首，固无愧尔。

然则半夏厚朴汤，治妇人咽中如有炙脔，非胸满非腹满亦无表邪，又何以用厚朴哉？夫咽中者心肺之部，《千金》此证，又点出胸满心下坚五字，非心胸间有湿痰凝阻，不至如是。半夏苓姜，有蠲饮之能，擅泻心之用，佐以苏叶之宣气理血，心胸间可由是旷[②]然矣。不知《千金》谓咽中帖帖，吐之不出，吞之不下，其窃据之势，岂易遽拔。夫厚朴者，消痰下气，力厚气雄，于四物外别树一帜。盖四物以功胜而厚朴以力胜，合以成剂，奏效乃神，此厚朴所以匹半夏而并标之欤。

杜仲

《本经》杜仲主腰脊痛，脊有误作膝者，注家即以腰膝释之。不知杜仲辛甘色黑，皮内有白丝缠联，为肝肾气药非血药。其温补肝肾之功，实在腰脊。性温化湿而甘能守中，不特腰脊痛可止，即阴下痒湿小便余沥何不可已。《别录》谓脚中酸疼不欲践地。不欲之故，自在腰脊，与不能有异。总当以主腰脊痛为用是物之主

---

① 辈：本义为分成行列的百辆战车。引申泛指等级，类别。引申指家族世系相承的顺序、长幼尊卑的行次。

② 旷：本义为开朗。引申特指无妻的成年男子，有时也指无夫的成年女子。

脑。即后世治频惯堕胎，亦岂为脚膝事哉。

楝实

楝实苦入心，酸入肝，寒入肾，为心肝肾三经之药。苦寒清热下行而酸复迫之，故导上中之热，由小便水道而出，其势甚捷。

《本经》主温疾伤寒大热烦狂。温疾伤寒即温病，大热而至烦狂，是热无所泄，缓则生变，故以此亟泄其热，非谓温病可全恃楝实也。

心痛腹痛之为热痛者，用之靡不奏效。即牙宣出血不止，以楝实末裹塞齿龈即止。其导热下行之速，真有可立待者矣。

疝有热有寒。史记太仓公治疝用火齐汤，热疝也。《金匮》治疝用大乌头煎，寒疝也。楝实为治疝要药，则于寒郁热者为宜。盖肝肾内寓真阳，阴锢[①]之而阳不得达，则寒亦酿热。楝实酸苦，能入而涌泄之，即刘氏所谓导气达阳也。病本属寒，不能舍巴豆故纸等药而独建其功，用楝实治疝者，须识此义。

昔人治遗精如固阳丸、鹿茸益精丸、既济固真丹，治真阳上越气喘痰鸣如黑钖[②]丹，皆其中有楝实，皆用楝实为从治。然其证阴中有阳，温其阴不得不退其阳，虽从治亦正治也。

皂荚　皂荚子

阳在上不与阴化而为风，阴遂变为痰涎。皂荚以金胜木，通

① 锢：本义为用金属溶液浇灌堵塞空隙。引申指封闭，关闭，禁止，囚禁，束缚，坚固，顽固；长期养成难以改掉的（癖好或习惯）。又通“痼”，指顽疾。
② 钖：同锡。

气利窍，风无不搜，斯湿无不去，故凡痰涎涌塞而为中风为喉痹者，胥[①]倚以奏功。阳在下不与阴化而为风，阴遂被劫而生燥，皂荚气浮而子较沉，故子能祛在下之风，风去则阴得伸其津润之权，而大肠之燥结以通。凡风药必燥而皂荚以多脂为佳。皂子之仁又黏而韧，其能利大便，亦兼得辛润之力也。

诃黎勒

诃黎勒苦温能开，酸涩能收。开则化痰涎，消胀满，下宿食，发音声；收则止喘息，已泻痢。然苦多酸少，虽涩肠而终泄气，古方用是物皆极有斟酌。仲圣诃黎勒散治气利。气利者，气与矢俱失也，必有痰涎阻于肠中。诃黎勒既涩肠而又化痰涎，最于是证相得。又以粥饮和服，安其中气。是诃黎勒之泄，亦有功无过矣。《千金》诃黎勒丸治气满闭塞，不能食喘息，不能食喘息由于气满闭塞，气满闭塞非有痰涎宿食不尔。然去其痰涎宿食，而既逆在上之气，岂能即返，诃黎勒能一物而两治之。两治之物，尤冲和之性，蜜丸又所以和之也。与仲圣用诃黎勒之意正复无异，若诃子清音汤治中风不语，是但用其泄矣，协以甘桔，则不至过泄而音可开。真人养脏汤治久痢脱肛，是但用其涩矣；协以参术归芍诸药，则不至徒涩而痢可止肛可收。凡此皆用药之权衡，不可不知者也。

桑根白皮

桑根白皮甘辛入脾肺，而气寒复入膀胱，能驱脾肺中之水气

① 胥：表示范围相当于都、全。

从小便出，故水肿腹满胪胀[1]胥治之。咳嗽惟肺有水气及伏火者宜之。肺虚无火，因风寒而嗽者，服之则锢闭邪气而成久嗽。此仲圣于王不留行散，所以谓风寒勿取也。

楮实

《本经》与陶隐居抱朴子皆甚言楮实之功，而方书用于补剂者，杨氏还少丹外不多见。大抵以其物贱，而《修真秘旨》又言久服成骨软，与《济生秘览》治骨哽，遂不复重。诸家亦未有发明其所以然者。窃思补益与软骨，并不相背，特其义殊奥耳。种楮必杂以麻，冬则赖麻作暖，春又烧麻以肥楮，三年即成大树，而枝叶皆有白汁，皮可为纸可为布，实则色深红而煎之如饴。夫是故具阴体而得阳用，为手足少阴之药，遇肾阴不足而阳常畜缩者，用之以充肾液伸肾权，最为切合。若肾中阳虚而阴有余，阴虚而阳易升，与阴阳并虚之证，皆非所宜。此《本经》主阴痿之旨也。夫补阴而又能伸阳者，其所补之阴，未始不随阳以俱伸，与纯阴填补有别。水肿者，阴不与阳化而水聚也。脱肤不充者，阳不得阴济而气乏也。目不明者，阴不升而阳无光也。《本经》所胪，楮实皆足以任之。然则其能软骨何故？骨属肾，甘能损肾。肾伤于湿者，腰脚为之酸软，湿亦阴也。楮实甘寒益阴而不能益阳，久服骨何能不软，审证制剂之不善，于楮实夫何尤。识此义而用于喉痹骨哽，则正见其功。至吴廷绍治烈祖食饴而噎，以楮实具阴体而得阳用，足释少阴壅蔽之气，又以甘导甘，宜其效矣。

---

① 胪胀：即腹胀。《广韵·九鱼》："腹前曰胪。"《素问·六元正纪大论》："面首四肢𦞂𦞂，胪胀，疡痱，呕逆。"张景岳注："胪，皮也。一曰腹前为胪。"唐·柳宗元《志从父弟宗直殡》："读书不废早夜，以专故，得上气病，胪胀奔逆，每作，害寝食，难俯仰。"

惟大明谓壮筋骨，则似是实非，不免于误人尔。

枳实

《别录》枳实破结实，消胀满。是其满为坚满，破结实即下宿食之谓，似不如厚朴之散湿满，兼可治上矣。然枳实气药而味苦酸，胸胁之坚满，亦其所司。故《别录》于胸胁曰除痰癖，不曰除痰饮。水者柔物亦动物。然水至于停，则与肠胃之水谷相比为奸，而非可以渗之利之者。故《别录》于除胸胁痰癖下，又继之以逐停水而不隶于胸胁。盖即坚满之在肠胃，有需于枳实者矣。大小承气汤与枳实薤白桂枝汤用枳实之义，已详厚朴不赘。

更以《别录》心下急痞痛逆气胁风痛绎之。夫泻心诸汤治心痞，大小陷胸治结胸，枳实宜可用矣，而皆不抡入，曷故？盖痞为虚邪，宜轻散不宜实攻；结胸虽属实邪，而涤热泄水别有专药；小陷胸则与泻心不殊，但以连夏泻心，加栝楼降痰浊而已得，皆无俟枳实代筹。枳实所司维何？曰：胸痹与结胸，皆按之而痛，其所以异者，一则为热结，而一则为阳微也。虽然，枳实不气向下乎，气向下则胸膈非停驻之所；非寒药乎，寒药则于阳微有妨。不知仲圣有因材而使之妙焉。橘枳生姜汤，以橘姜化气于上，枳实从而泄之。桂枝生姜枳实汤，以桂姜化气于上，枳实从而泄之。要非气塞与悬痛有坚满可泄，亦不用枳实。方名不以冠首者，以枳实为佐理也。大柴胡汤，柴胡芩夏能治胸满，不能治心中痞硬、心下满痛，得枳实则痛硬除，以枳实能泄坚满也。按全方为表里兼治之剂，大黄枳实芍药，所以攻里，柴胡芩夏姜枣，所以解表。生姜加多，又使与枳实化心中之痞硬，即橘枳生姜汤治胸痹之法。是枳实于诸药皆与有功，而方名顾不之及者何也？抑知其往来寒热之为少阳病乎，柴胡乃少阳主药，且能去肠胃中结气，自当推以冠军；曰大者，以非小柴胡之常法也。枳术汤，以白术消水饮，枳实泄心下坚大，枳实气向下，而以味甘而厚之白术载之使不速下，既回翔于心，遂渐及于腹，至腹奭而收功，此以枳实治心下之又一法也。《别录》所言，殆亦由仲圣诸方细绎而得之者欤。

枳壳

枳壳乃枳实之老而壳薄者，既名枳壳，须去穰核用之。壳实古原不分，性用亦无所异。若治胸膈痞塞，枳壳较枳实少胜。然何如以枳实协辛温轻扬之橘皮桂枝，为奏功尤大乎。惟《本经》主大风在皮肤中如麻豆苦痒、除寒热结，则惟去穰核之枳壳为宜。盖痒为风，寒热结为痹。于皮肤中除风除痹，用枳实则易走里，难与枳壳争能。此《证类本草》[1]枳壳所以主风痒麻痹也。

栀子

栀子花白蕊黄仁赤，其树最喜灌溉，意在条达其性体，为心肺肝胃三脏一腑之药。惟花时不采，而采者为黄赤之实，体轻入气，而性阴又入血，其治在心肝胃者多，在肺者少。苦寒涤热，而所涤为瘀郁之热，非浮散之热，亦非坚结之热。能解郁不能攻坚，亦不能平逆，故阳明之腹满有燥屎，肺病之表热咳逆，皆非其所司。独取其秉肃降之气以敷条达之用，善治心烦与黄疸耳。心烦或懊憹结痛，黄疸或寒热不食或腹满便赤，皆郁也。心烦心下濡者为虚，胸中窒者为实。实与虚皆汗吐下后余邪留踞，皆宜吐去其邪。栀子解郁而性终下行，何以能吐？协以香豉，则一升

① 《证类本草》：本草著作。唐慎微（字审元，成都人）著。

一降，邪不任受则吐。黄疸之瘀热在表，其本在胃，栀子入胃涤热下行，更以走表利便之茵陈辅之，则瘀消热解而疸以愈。然则栀子于肺无与乎？仲圣云：凡用栀子汤病人旧微溏者不可与服之。肺与大肠相表里，服栀子则益其大肠之寒，此可为秉金气之一证。至治肝则古方不可胜举，总不离乎解郁火。凡肝郁则火生，胆火外扬，肝火内伏，栀子解郁火，故不治胆而治肝，古方如泻青丸、凉肝汤、越鞠丸、加味逍遥散之用栀子皆是。凉膈散有栀子，以治心也。泻黄散有栀子，以治胃也。而泻白散不遴入，则以肺中气热而不涉血者，栀子不与也。《本经》主胃中热气，朱丹溪谓最清胃脘之血，究栀子之治，气血皆有而血分为多。然不能逐瘀血与丹皮桃仁分功；其解血中之郁热，只在上中焦而不在下焦；亦不入足太阳与手足少阳；不入足太阳，故不利小便。茵陈蒿汤所以必先煮茵陈，许学士之治酒皶鼻，朱丹溪之治热厥心痛，《集简方》之敷折伤肿痛，皆属血中郁热。其余之治，悉可类推。

酸枣仁

酸枣丛生而气薄，气薄则发泄，味酸亦泄，啾之使阳不得入于阴，故醒睡。仁则甘平，甘平由酸而来，性故微敛而微守。酸枣肝药，仁不能大戾乎枣，亦必入肝。皮赤则入心，内黄则入脾。酸枣仁自当为心肝脾三经之药。心得之则神安，肝得之则魂藏，脾得之则思靖，其治不得眠，尚有何疑。独是酸枣仁汤治虚劳虚烦不得眠，则更有进焉。

此云虚烦不得眠，脉必浮而微数。盖阳上淫而不下则烦，阴下亏而不上则不得眠，其责在肾。非酸枣仁收摄浮阳，不能使心肝脾咸循其职。故推酸枣仁为君，而臣以知母滋肾之液，茯苓泄肾之邪，扰心之烦可不作矣。而心肾不交，犹未足以成寐。后世医者，必将以远志配枣仁，为一降一升之法。不知远志乃阴中升阳之药，此非阳不升而实阴不升，既以枣仁摄之，知母滋之，茯苓泄之，阴中之阴，自有能升之理。特三物皆下行，而肾阴向上之机不能无滞，故又加芎䓖通阴阳以利之，甘草居中宫以和之，标之曰酸枣仁汤者，以酸枣仁为首功也。

山茱萸

今人用山茱萸，惟取其强阴益精，原非不是。但其木高丈余，二月开花，一交冬令，即便结实，是全禀厥阴木气。而实酸温，足以温肝祛风宣窍，故又治鼻塞耳聋目黄面疱。至主心下邪气寒热与出汗之文，或疑其无是能矣。不知其色紫赤，兼入心包，且秉风木疏荡之姿，汗为心液，焉得不溱溱以出汗。汗出则寒热之邪亦去。凡此又当于补益之外详究其义者。然则肾气丸用之，盖不第强阴益精之谓已。

女贞实

《本经》女贞主治，张石顽谓咸指枸骨，诸家误列于此。观邹氏之疏，则知张氏实误矣。女贞当春夏秋生长之会，被蜡虫蚀肌吮血，身无完肤，仍不废开花结实，而其所成之蜡，非他膏脂可及。是故中之所以补，五脏之所以安，精神之所以养，百疾之所以除，皆人于热气耗败之余之大效，非《本经》无端加以隆誉。然则用女贞者，当知苦平非温补之品，而功与温补埒[1]者，其故自

① 埒：本义为矮墙。引申指田埂，界限。由田埂的相似，又引申表示等同，相等。

有在矣。

卫矛

卫矛以甄权破陈血落胎，与《日华子》通月经破癥结两说按之，自属善败恶血，故《和剂局方》用以治产后败血。但其三面如箭羽，古惟燔之以遣祟，方药少用。则用之于除邪杀鬼，乃为合宜。考《千金》《外台》诸方，疗恶疰心痛，卒暴心痛，忽中恶气毒痛，鬼疟[①]日发，及务成子萤火丸，非善取其长者欤。

五加皮

五加皮茎柔皮脆，用在于根，宜下焦风湿之缓证。若风湿搏于肌表，则非其所司。古方多浸酒酿酒，及酒调末服之，以行药势。

心疝少腹有形为寒，肺热生痿躄为热，《本经》并主之。刘潜江云：肾肝气虚，故病于湿。湿者阴之淫气也，阴淫则阳不化而为风，风者阳之淫气也，阳淫则阴愈不化而更病于湿。至病湿，固已阴锢阳、阳蚀阴而成湿热矣。按此论甚精。五加皮辛苦而温，惟善化湿耳。化其阴淫之湿，即驱其阳淫之风。风去则热已，湿去则寒除。即《别录》之疗囊湿、阴痒、小便余沥、腰脚痛痹、风弱、五缓，皆可以是揆[②]之。邹氏以《本经》之益气，《别录》之坚筋骨强志意，为身半以上事。实则肾肝受治之益，不必析之为两事也。

---

① 鬼疟：中医病证名。指疟疾发作无常，或噩梦、恐惧者。

② 揆：揣测。

枸杞

《本经》《别录》，枸杞不分子皮苗叶。而就其文体会之，《本经》之五内邪气、热中消渴、周痹风湿；《别录》之下胸胁气、客热头痛，是枸杞皮与苗叶之治。《本经》之久服坚筋骨耐寒暑，《别录》之补内伤大劳、嘘吸、强阴、利大小肠，是枸杞子之治。此沈芊绿[①]之言，分别颇当。

按：陶隐居[②]《本经》序，于地骨皮下列热中消渴字，《千金》治虚劳客热、虚劳苦渴，皆用地骨皮。地为阴，骨为里，皮为表，气味甘淡而寒，故所治为肺肝肾三脏虚热之疴。脏阴亏，则热中消渴、胸胁气逆、头为之痛。周痹乃风寒湿客于分肉之间，今曰周痹风湿，必周痹由寒变热之候，《灵枢》所谓神归之则热者也。《千金》而外，后人又以地骨皮退内潮外潮，治骨蒸、骨槽风[③]、

---

① 沈芊绿：即沈金鳌，字芊绿，号汲门、再平、尊生老人，江苏无锡人，清代名医。著有《脉象统类》《诸脉主病诗》《杂病源流犀烛》《伤寒论纲目》《妇科玉尺》《幼科释迷》《要药分剂》，总其名曰《沈氏尊生书》。

② 陶隐居：即陶弘景，字通明，自号华阳隐居，谥贞白先生，丹阳秣陵（今江苏南京）人。南朝道家、炼丹家、医药学家。著有《名医别录》《本草经集注》等。

③ 骨槽风：中医病证名，亦称穿腮毒、穿腮发。多因手少阳三焦、足阳明胃二经风火邪毒上灼而成。或病久脾阳虚衰，无力托毒外出而致者。初起于耳前，并连及腮颊，痛引筋骨，隐隐于皮肤之内，略有小核，渐大如胡桃，或腐溃，溃后难愈合，脓液臭秽或脓液清稀，或牙根龈肉浮肿，色紫黑或有出血，久则腐烂而臭，牙关开合不利，身发寒热，甚或骨槽腐溃，齿牙脱落，久之内有腐骨排出。《外科正宗》卷四："骨槽风初起生于耳前，连及腮项，痛隐筋骨；久则渐渐漫肿，寒热如疟，牙关紧闭，不能进食。此得于郁怒伤肝，致筋骨紧急；思虑伤脾，致肌肉腐烂；膏粱厚味，致脓多臭秽。初则坚硬难消，久则疮口难合。"《医宗金鉴·外科心法要诀》："骨槽风火三焦胃，耳前腮颊隐隐疼，腐溃筋骨仍硬痛，牙关拘急夹邪风。"

吐血、下血、目赤、口糜、小儿耳痟、下痟等证，然系益阴以除热，有安内之功，无攘外之力。虽表里兼治，而风寒之表热，非所能解也。枸杞子内外纯丹，饱含津液，子本入肾，此复似肾中水火兼具之象。味厚而甘，故能阴阳并补，气液骤增而寒暑不畏。且肾气实则阴自强，筋骨自坚，嘘吸[①]之一出一入自适于平。液枯之体，大小肠必燥，得之则利。惟多用须防其滑；而纯丹又能增火也。后世之方，如金髓煎、四神丸、枸杞酒，可谓竭枸杞之才矣。窃意《本经》之主周痹风湿、耐寒暑，非皮与子同用之，不能有此效，俟明者政之。

蔓荆实

蔓荆实，《别录》主风头痛脑鸣，用者往往鲜效。盖人知蔓荆为辛寒之药，而不知其苦温乃过于辛寒也。《本经》味苦微寒，微字本有斟酌；《别录》补出辛平温，则全体具见。便当于此切究其义。巢氏《病源》[②]云：头面风者，是体虚阳经脉为风所乘也。诸阳经脉上走于头面，运动劳役，阳气发泄，腠理开而受风，谓之首风。夫曰体虚，曰阳气发泄，明系阳虚之受风，非内热之搏风。阳虚之证，其标在上，其本在下，然或宜治标，或宜治本，因虽一而证则殊。宜治本者，阳气弱而不振，根柢将摧；宜治标者，阳气弛而偶倾，轻翳窃据。治本虽天雄可与，治标则蔓荆适宜。试思头痛非阳虚有风，何至脑鸣。风为阳，阳虚脑鸣为阴。蔓荆

---

① 嘘吸：少气无力貌，象声词，因痛苦不适而呼吸有声貌。嘘：本义为慢慢地呼气。引申指吐、叹气，呵气使暖。《说文》："嘘，吹也。"《名医别录》："地骨皮主风湿，下胸胁气，客热头痛，补内伤大劳嘘吸，坚筋，强阴，利大小肠，耐寒暑。"

② 《病源》：即隋·巢元方《诸病源候论》简称，亦称《巢氏病源》。

生于水滨，实色黑斑，宜其入肾，然气味辛寒而兼苦温，又得太阳本寒标热之气化，用能由阴达阳，以阳化阴。其体轻虚上行，虽《本经》所谓筋骨间寒热湿痹拘挛者，亦能化湿以通痹，而搜逐之任，性终不耐，故古方用之者少。惟风头痛脑鸣，则确有专长。其不效者，人自不察耳。愚又思蔓荆知己之少，不自今始也。徐之才谓散阳明风热，竟视与薄荷牛蒡无二。张洁古谓阳中之阴，实则阴中之阳；谓凉诸经之血，实则气药非血药。其尚有知者，则李濒湖之主头面风虚，张石顽之血虚有火禁用，而其所以然仍未之阐发也。药物之难明甚矣哉！

茯苓

茯苓结于土中，久而不变，宜其得阴气多，与猪苓埒矣。然枫擅召雨之能，松挺不雕之概；一毗[①]于阴，一毗于阳。毗于阳者，能耗阴不能起阴，不能起阴即不能止渴。故五苓散治汗出而渴，不渴则主以茯苓甘草汤；栝楼瞿麦汤治渴，有茯苓不能无栝楼；小柴胡汤渴加人参，小青龙汤渴加栝楼，皆独不加茯苓，此可征茯苓之非渴药。能起阴以止渴者，莫如葛根、栝楼，以葛根栝楼起阴而不利小便也。起阴而兼利小便，则止渴之力必减，故猪苓泽泻次之，茯苓又次之。然五苓散、猪苓汤偏以之治渴，更非葛根栝楼所能代者何哉？盖其渴非他，脉浮发热饮水而小便不利耳。不去其病，起阴奚济。茯苓与猪苓泽泻泄水，则小便利。茯苓猪苓与桂枝滑石达表，则表邪解。去其蔽阴灼阴而阴自升，阴自升者渴亦止，此茯苓之于渴，所以得厕名其间也。

虽然，其中又甚有故不得不辨者焉。二苓泽泻之治渴，是治

① 毗：本义为脐带。引申指连接，依附，附合，辅助，厚。又表示损伤。

饮水而小便不利之渴。以其水为渟潴之水，不受胃变则呕，格其肾阴则渴，故得以泄水利小便而愈。若是痰饮，胃亦赖之以养；其浓厚者，且无走小便之理。将毋水能致渴，饮不能致渴耶！？而仲圣谓：呕家本渴反不渴者，心下有支饮；又谓：胸中有留饮，其人短气而渴。二说相反，曷故？夫饮而曰支，谓其如支流不正出也。不正出则肾阴犹得以上潮，故不渴。留饮是正留于胸中，气焉得不短而渴焉得不作，是则痰与饮宜分者也。水与饮有分有不分者也。以渴不渴定茯苓与猪泽之去取可矣。

抑又思之，仲圣用此三物之证，多渴与呕兼，岂非治渴而亦治呕。不知呕吐之专药为半夏生姜，犹葛根栝楼为消渴之专药。仲圣之以茯甘五味姜辛汤治咳满也，曰呕者复纳半夏。既有茯苓又纳半夏，以茯苓不治呕也，不内猪泽不治呕也。乃呕吐篇之猪苓散，明明治呕吐思水。茯苓泽泻汤，明明治胃反吐而渴欲饮水。今必曰不治呕，其谁信之。然必曰治呕与小半夏汤等，此何以多思水饮水之证，独是泄水以止渴者，其义易晓。泄水以止呕，则呕已自去其水，何待药为。是则仲圣之言为甚可味也。猪苓散思水者三字，是对上后思水而言。此思水为先思水，先思水而后呕吐，所谓先渴却呕者为水停心下也。水停心下者，愈渴亦愈饮，呕不能有裨。故其用二苓也，所以泄水。用白术也，所以生津。茯苓泽泻汤特提胃反吐三字，胃反者，胃虚且寒，不至有渴。今渴欲饮水，是阴中有阳之证。故于吐下加一而字以折醒之。与他胃反不同，与他呕吐亦不同。姜桂甘术，所以温胃而止吐。茯苓泽泻，所以泄水而止渴。证既兼见，药亦分理。有生姜无半夏者，渴忌半夏也。无猪苓者，无表证者也。泄水而兼能止渴者，以泽泻为优，故入泽泻。至茯苓协泽泻泄水，协生姜平逆，协桂枝化气，协甘草白术补中，为益良多，故以标方名冠首。以茯苓与猪泽较，虽同不治呕，而以茯苓为犹有参赞之功。何则？甘先入脾，淡主养胃，茯苓甘淡，非猪泽可比，是其于呕也，不用剿而用抚者也。

外此茯苓以泄水奏绩者，又于仲圣方得三事焉：曰眩，曰悸，曰咳。必别其近似而真始出，则与呕渴无二也。眩有肺痿上虚而眩，失精下损而眩，谷疸因食而眩，茯苓讵可漫施。心下有支饮，其人苦冒眩，茯苓宜可用矣。不知泽泻汤无渴而用泽泻，以其于冒眩有专长也。且使辅以茯苓，则泽泻方欲至极上治冒，而茯苓偏从而抑之，全功必堕。白术则蠲饮而守中，足为泽泻策应，故宁退茯苓而进白术。然则，冒与非冒何别乎？盖冒者，上之阳为水饮所格而不得入于阴，则淫于上如复冒，是眩在阳盛。以泽泻泄其水而济以阴，眩乃得息。若水饮上凌、而上之阳不能与阴争，则阴与水相比为患而眩亦生，是眩在阴盛。惟茯苓禀阳和之性，擅化气之长，水遇之而自却，阳得之而即伸。仲圣似此治眩之方不一，可不烦枚举。

水停心下而眩者，亦水停心下而悸。眩在外，悸在内，惟派别而源同，故眩定者悸亦定。心下悸者水侵其心，脐下悸者水发自肾，似不能悉主以茯苓矣。然上中下之水，应皆从小便出者，舍茯苓其奚属。且始而脐下悸者，后必心下亦悸，所谓水在肾心下悸也。其悸非茯苓得治者，如小建中汤、桂枝甘草汤、炙甘草汤，非温养中气，补益心阳不可。茯苓淡渗，适伤其正，故摈之也。

咳之因亦致多矣，茯苓所司为痰饮之咳。然有痰饮而不宜者：半夏麻黄汤，有痰饮而悸，以麻黄发心阳而泄之于表，徐忠可谓之老痰，老痰非渗得去。甘遂半夏汤，有留饮而利，以甘遂甘草加白芍，就其利而下之，必欲使走小便则谬。此外有痰饮而宜辛散、宜苦降者无论矣。夫咳者肺病，茯苓下渗，则肺邪不解，故咳证用之颇鲜。惟咳而冲气挟痰饮而上，胸满由痰饮而得者，以茯苓下之泄之，厥效甚捷。然则茯苓非能治咳，治痰饮耳；非能治痰，实治饮耳。苓桂术甘汤治痰饮如神，而其推茯苓为君也，在使微饮从小便去也，痰饮之有需于茯苓可知矣。

抑其治饮治水，能使上中下统泄之于小便者有故。茯苓甘淡，为胃之正药。色白而纯，则兼入肺。肺主皮毛而太阳为之应，故又入太阳。淡渗则又从皮毛而入太阳之府，肺胃职司下降，膀胱气化则出，其利小便，盖有高屋建瓴之势焉。仲圣于小便不利而必曰加茯苓者，职是故也。

夫利小便者，仲圣之明文，实《本经》之遗训，断不必以止消渴滋学人之惑。顾谓利小便足尽其长乎，而不然也。试更即仲圣方核之，肾气丸主小便不利、并消渴、小便反多，盖小便不利者，肾中阴气之壅也，以茯苓与桂附消其阴，则由壅得通；小便反多者，肾中阳气之弱也，以茯苓与桂附扶其阳，则转弱为强。且用以祛表湿，如防己茯苓汤；用以解咽窒，如半夏厚朴汤；用以开胸痹，如茯苓杏仁甘草汤；用以下癥痼，如桂枝茯苓丸；用于补剂，如薯蓣丸；用于风剂，如侯氏黑散。盖惟茯苓以甘淡之味，温和之性，能于气中消水，水中化气，随他物而膺繁剧者，胥不出乎此旨。若非制剂得宜，则茯苓之真不见，而亦未必无害矣。

猪苓

《本经》猪苓利水道，不云止消渴；而仲圣以猪苓名方者，必渴而后与之，恶得无故。邹氏谓猪苓起阴气以和阳化水，譬之枫叶已丹，遂能即落。虽《本经》《别录》无起阴之文，然考尔雅正义、述异记、一统志、南方草木状、物类相感志、荀伯子临川记，所载枫树诸灵异，确与阴气相感。猪苓生枫树下，其皮至黑，气味俱薄，未必不能起阴。况水道既利，三焦得通，肾气之由三焦而上者，自亦滋溉于其胸释名：消渴者，肾气不周于胸也，消渴奚能不止。此与泽泻之止消渴，有相侔之处。然有不如泽泻者焉，泽泻形圆，一茎直上，能起极下之阴以济极上之阳，平极上之阳淫。猪苓甘淡，不能直上至头，故泽泻汤治冒眩而猪苓不与。然猪苓之阴，阴中有阳，能开腠理达表，与茯苓为伯仲而泽泻亦不与。五苓散、猪苓汤，所以治脉浮发热者，以其有猪苓茯苓也。夫以猪苓视茯苓，所同者为太阳阳明药耳，猪苓究何足与茯苓比烈，茯苓结于土中，猪苓亦结于土中；茯苓肉白，猪苓亦肉白；茯苓甘淡；猪苓亦甘淡；而茯苓之白，光洁而纯；猪苓之白，幽暗而犷。茯苓甘淡，得土味之正；猪苓甘淡，得土味之偏。此茯苓所以主治广，猪苓所以主治狭也。

竹茹

竹青而中空，与胆为清净之府，无出无入相似。竹茹甘而微寒，又与胆喜温和相宜。故黄芩为少阳经热之药，竹茹为少阳腑热之药。古方疗胆热多用竹茹，而后人无知其为胆药者。

哕逆之因不一，胃虚而胆热乘之，亦作哕逆。橘皮竹茹汤，以参枣甘草补胃养阴，橘皮生姜和胃散逆，竹茹除胆火则为清哕之源。橘皮汤无竹茹者，以手足厥为肝逆也。妇人乳子之时，中虚胆热，胆热必犯其胃，呕逆而至烦乱，热亦甚矣。竹皮大丸，以石膏白薇除胃热而敛浮阳，竹茹凉胆而清其源，恐中虚难任寒药，故加桂枝之辛甘以导之，药兼阴阳，故加甘草以和之。喘则以柏实辑肝气，又所以辅竹茹之不逮也。

蜂蜜

蜂蜜生性凉能清热，熟性温能补中。甘而和故解毒，甘而滑故润燥，甘缓可以去急，故止心腹肌肉疮疡诸痛，甘润可以泄泽养正，故通三焦除众病和百药。

仲圣以蜜煎导通大便，蜜当为下利之所忌矣。然下利有用之者，一为猪肤汤，少阴伏邪内发，阴下泄而阳上乘，致下利咽痛胸满心烦，液伤而脾亦困矣。以猪肤从阳引阴而平邪热，阳不至上乘矣。白粉扶脾而止利，阴不至下泄矣。白蜜则佐猪肤润液，助白粉安中，故加之。一为甘遂半夏汤，脉伏者有留饮在内，欲自利利反快者，利不即利，即利则快。心下续坚满者，利后满减，过时又续，是为饮在上而肠则燥，致饮欲去不去，几与滞下无异。故以半夏白芍，消饮于上而降之。甘遂甘草，借其相反之势以激之。白蜜则润液化燥以速其去，犹滞下之用阿胶，此二方用蜜之意也。

白僵蚕

蚕者食桑之虫，桑能去风，蚕性故近之；且感风而僵，更于感风之病为宜。味辛气温而性燥，故治湿胜之风痰，而不治燥热之风痰。朱丹溪谓从治相火，散浊逆结滞之痰者正合。汪讱庵删去从治字，而以为散相火逆结之痰，则其视僵蚕为何如药矣。

小儿惊痫夜啼，是肝热生风，又为痰湿所痼而阳不得伸，是以入夜弥甚。僵蚕劫痰湿而散肝风，故主之。至男子阴疡、女子崩中赤白产后余痛，无非厥阴之风湿为患，无他奥义。邹氏谓蚕食桑而有津液留于中，又解之为释泥淖塞漏卮，不特于僵蚕燥湿去风之义背，据其所言，亦不免自相矛盾。

水蛭

水蛭、虻虫，同为吮血之品，能逐瘀破结。而仲圣抵当汤、抵当丸，必二味并用；桃核承气汤、下瘀血汤，又二味并不用。其所以然之故，有可得而言焉。成氏云：咸胜血，血蓄于下，胜血者必以咸为主，故以水蛭为君。苦走血，血结不行，破血者必以苦为助，故以虻虫为臣。张隐庵、张令韶云：虻虫水蛭，一飞一潜。在上之热，随经而入，飞者抵之；在下之血，为热所瘀，潜者当之。按此论水蛭虻虫精矣。而抵当汤所佐之大黄桃仁，亦非泛而不切。盖四物皆血药，而桃为肺果，桃仁气微向表，协虻虫为走表逐瘀；大黄涤热下行，协水蛭为走里破结；而同归于抵少腹下血。抵当丸之证，与抵当汤尽同，惟少腹满，则尚不至于硬矣。小便本不利而今反利，则蓄血必暂而未久矣。用汤方减少其数，又捣丸煮服者，以随经之热留于表分者多，用峻药轻取之法，使热邪尽入网罗，而瘀不复聚，正不少伤也。若桃核承气汤证，则与抵当悬绝矣。太阳病不解至下者愈为一截，言蓄血而血自下者不必攻也，血自下者亦自愈也。其外不解者至当先解外为一截，言血不自下则宜攻，然太阳传本有表邪未罢者，当先解其外，未可以下有蓄血而遂攻之也。外解已至宜桃核承气汤为一截，外解曰已，少腹急结曰但，可见表证已无，不必顾表；少腹急结而非硬满，其人亦不如狂，洄溪所谓瘀血将结之时也。桃核承气汤，即调胃承气汤加桃仁桂枝，加桃仁桂枝而仍名承气，明示此证之有关于阳明。盖太阳病汗解之后，原有阳明腑实之虑，今不腑实而少腹急结，未始非肠胃之热下迫膀胱，以桃仁协调胃承气，则下逐膀胱之血瘀，亦上清阳明之热迫。加桂枝者，膀胱寒水之腑，热结初萌，骤以黄硝[1]折之，气必先郁，故以桂枝化膀胱之气。且桂枝协甘草，能散结缓急，又为少腹急结之要药。观桂枝茯苓丸之下症，温经汤之瘀血在少腹不去，土瓜根散之少腹满痛，皆用桂枝，即可知此之非为解表矣。彼用桂枝敛以芍药，此用桂枝引以黄硝，桂枝所以能抵少腹也。下瘀血汤，瘀血在脐下不在少腹，不曰蓄而曰着，是其血瘀未久，亦新着之故。况在产后，岂宜峻攻。既服枳实芍药散而不愈，其为血被热灼而不行无疑矣。治以大黄、桃仁涤热逐瘀，䗪虫导血通络，蜜丸和药而不伤液，酒煮行药而不疾下，合之则共成脐下去着之功。此与抵当汤丸之用虻蛭，顾可以同年语乎。

桃核承气汤之治，愚既辨之详矣，惟此条“热结膀胱”四字，前人多看作太阳传本之公共语，谓热邪随经入于膀胱，有水结，有血结，五苓散所以治水结，桃核承气汤、抵当汤丸所以治血结。不知热结膀胱，但有血结，并无水结。盖膀胱为津液之腑，气化则能出，故小便不利，是气病非血病。按巢氏《病源》，淋病至于热甚则变尿血，何尝非膀胱之热由气入血。而《外台》治血淋诸方，无用桃仁虻蛭者，以尿血而非蓄血也。血不蓄，则热可谓之盛，不可谓之结。且五苓散之不治膀胱热结，固显有可证者。观仲圣用五苓散诸证，不曰脉浮微热，则曰水逆。

须末服而又多饮暖水出汗，是欲使邪从表解。若热结膀胱，何能逆挽而出。其所以渴与小便不利者，太阳之标，为寒邪所迫。热将传本，遂与少阴水脏均不得施化，即三焦之水道亦滞而不迥，于是上不济以肾阴而渴，下则水欲泄而不利，服五苓散而诸弊俱祛，以热不在膀胱也。且五苓之利小便，乌得与滑石、乱发、白鱼、戎盐、瞿麦之属，等量齐观？为问桂枝利小便乎？而桂枝非四两不利小便，今止半两。桂枝茯苓合而利小便乎？而防己茯

① 黄硝：指中药大黄与芒硝。

苓汤桂苓并用，则治水气在皮肤。桂枝茯苓泽泻合而利小便乎？而茯苓泽泻汤桂苓泽泻并用，则治胃反吐。茯苓猪苓白术合而利小便乎？而猪苓散二苓白术并用，则治思水呕吐。白术泽泻合而利小便乎？而泽泻汤术泻并用，则治支饮苦冒眩。善夫柯氏之论五苓散也，曰重在脉浮微热，不重在小便不利，真得仲圣立方之旨矣。

蛴螬

蛴螬生于粪壤，粪壤犹人身之恶血；迨其变蝉，则吸风饮露，最为清洁，犹人身之目不容纤尘。故其破瘀血，则蛴螬之出于粪壤也。主目中淫肤青翳白膜，则蛴之变蝉，化秽浊为清洁也。仲景䗪虫丸，正以其两目暗黑而用之，然虚劳而非有血瘀者不宜。

龙骨

龙骨非无真者，特不易得耳。药肆所售，乃龙蛰土中，至春启蛰上腾。其所伏处，土遂粘埴似石而形似龙，故其用与真龙为近。

龙为东方之神而骨粘舌，其用在心肝二经为多。能收敛浮越之正气，安魂魄，镇惊痫。至主心腹鬼疰精魅[①]，则以神物能辟邪恶也。治泄精泻利漏下，则以味甘归土，涩可去脱也。

徐氏谓龙骨敛正气而不敛邪气，故伤寒邪气未尽者亦用之。邹氏谓龙骨牡蛎，推挽空灵之阴阳，与他发敛着物之阴阳者异。故桂枝柴胡两汤，可以会合成剂，龙骨摄阳以归土，牡蛎据阴以召阳。二说皆极精。

---

① 精魅：指精怪、鬼魅。古时称不明之病因为精怪、鬼魅、邪恶之鬼。

龙齿

龙骨以白者为上，齿以苍者为优。生则微黑，煅之则如翡翠色可爱，较白者功用更捷。许叔微云：肝藏魂能变化，敌游魂不定者，治之以龙齿。古方如远志丸、龙齿清魂散、平补镇心丸，皆收摄肝气之剂也。

鲮鲤甲即穿山甲

穿山甲主五邪惊啼悲伤。其可惊啼之邪，无论五脏何邪，自属非分之来，难以骤当，而后发为惊啼；由惊啼而悲伤，邪则乘肺虚而并之。此时通气道之留阻而先解其邪，斯则穿山甲所克任者。若调其偏驳，安其神志，则更有他药，宜酌剂以善其后也。

后人用穿山甲，多见于疮疟两门。盖疟必有风痰湿浊痹其经络，疮则肌腠壅滞，非性锐善穿之物，不能疏排而发之。若疟涉于虚，疮至溃后，则非其所能为矣。

乌贼鱼骨

乌贼鱼由寒乌入水而化，其骨白，骨为肾之合，而色白则属肺，是为摄气入血，故能化血中之气。肉腴润而骨独燥，又能燥血中之湿。血闭癥瘕、惊气入腹、腹痛环脐者，血为气郁也。漏下赤白、阴蚀、肿痛、疮多脓汁者，血为湿乱也。治以乌贼鱼骨，如磁石之引针，琥珀之拾芥矣。

再以惊气入腹之旨绎之，惊则气乱，入腹则气下趋而靡所止。乌贼鱼能于水中下碇粘石，又何患惊气之不止哉。

龟甲

水族离水则僵，陆虫没水辄毙。惟龟常湛于水固生，终令居陆亦生，所以能治水火相啮之病。轻狡者迟重则殆，迟重者不能轻狡，惟龟腹背自迟重，首尾四肢自轻狡，所以能治中外不相应之病。衷甲者，以其坚为蔽，以其裹为卫，惟龟虽有甲，而纵横成理，片片可擘。

虽可擘而上下紧裹，无少罅隙，所以能治当开不开、当阖不阖、并开阖参争之病。漏下赤白、小儿囟不合，非不阖乎。癥瘕非不开乎。疟非开阖之参争乎。五痔、阴蚀、小儿头疮难燥，非水火之相啮乎。湿痹四肢重弱，非中外之不相应乎。盖人之一身，无不以水火为枢机。水与火相违，则气张而体不随之张，气翕而体不随之翕，此能助之张助之翕。火无水养者，此能滋其水；水为火格者，此能熄其火。以至水停幽隐而火之途径难通，火善萌动而水之滋溉不及，均借此以增损维系之。此邹氏之论，自来注家无此精当，为略更数字而存之。

龟甲所治之水，非流动之水；所治之火，非披猖之火。邹氏所论之水火，正须善会。张氏云：龟甲能引阳气下归，复通阴气上行。可与邹说并参。惟阴阳以理言，水火以证言耳。

凡人静则明生，龟居四灵之一而静镇不扰，故能收摄嚣浮而灵明自浚。诸家谓为滋，原非不是，要不如《别录》资智二字品题之妙。

鳖甲　牡蛎

鳖甲牡蛎之用，其显然有异者，自不致混于所施。惟其清热耎坚，人每视为一例，漫无区分。不知此正当明辨而不容忽者。

甲介属金，金主攻利，气味咸寒则入阴，此二物之所同，清热耎坚之所以并擅；而其理各具，其用亦因而分。鳖有雌无雄，其甲四围有肉裙，以肉裹甲，是为柔中有刚，阴中有阳。蛎有雄无雌，魄礧相连如房，房内有肉，是为刚中有柔，阳中有阴。鳖介属而卵生色青，则入肝而气沉向里。蛎介属而化生色白，且南生东向，得春木之气，则入肝而气浮向外。向里则下连肾，向外则上连胆。《本经》于鳖甲主心腹癥瘕坚积，于牡蛎主惊恚怒气拘缓。仲圣用鳖甲于鳖甲煎丸，所以破癥瘕。加牡蛎于小柴胡汤，所以除胁满。所谓向里连肾向外连胆者，正即此可推其耎坚不能无铦钝之差，清热亦大有深浅之别也。由斯以观，凡鳖甲之主阴蚀、痔核、骨蒸者，岂能代以牡蛎。牡蛎之主盗汗、消渴、瘰疬颈核者，岂能代以鳖甲。鳖甲去恶肉而亦敛溃痈者，以阴既益而阳遂和也。牡蛎治惊恚而又止遗泄者，以阳既戢而阴即固也。

文蛤

考仲圣文蛤散、文蛤汤，渴不用栝楼之属，有表邪不用桂枝之属，而独用文蛤，几莫明其故。迨即所治之三证细究之，而后知宜文蛤不宜他药者，固自有至精至切之义焉。蛤者雀所化，具自外飞入水之概。壳有文彩，又其精气所注。用在壳而味咸，则为由表以入里；气寒性燥，则能清热而胜湿。其清里热，只清上焦心肺之热；以咸平无深入之能，气复走表，又分其势也。活人书治血结胸，李防御治痰嗽面肿，皆治在心肺之明征。而仲圣又有精者焉。病在阳，应汗解而不汗解，则热邪遗留于表。以冷水潠之灌之，内心烦而外粟起，则其寒为外附之寒，不必治寒而止须治热治湿，文蛤治表间热湿，恰与证合。若不差，必热已退而咸寒不克任之。与五苓散者，取其淡辛化气而表邪得尽也。吐后渴欲得水而贪饮，贪饮由心肺热炽，渴饮在于吐后，必表间尚有余邪。故以麻杏发汗，即以文蛤协石膏清热，甘草和之于中，姜枣调之于表，麻杏只三两而蛤膏各用至五两，意自在于清热。麻杏力微，故兼主微风，此汤实非为风寒设也。至渴欲饮水不止，亦主以文蛤散。不止即贪饮之谓，而无吐后之余邪，则止其热渴，已足疗病。文蛤治表热不必有渴，治心肺之里热，则正能止渴。盖其渴非津亏与小便不利也。

鸡矢白　鸡子白　鸡子黄

鸡属酉金，又为巽木，具金木之气，本有伐土之长。用其水谷所化之矢白，则尤能化滞消积，领浊下趋。故脾土职复，则鼓胀以消；风木气平，则转筋自止。利小便并止遗溺者，以遗溺故小便不利也。用白者，取其得金气多，无白亦可不拘。

《圣惠方》用原蚕沙治霍乱转筋，是从鸡矢白散脱胎，亦以蚕沙能胜风去湿，领浊下趋耳。

卵白为阳黄为阴，白气轻而黄气重，故白能解散浮阳，疗目热赤痛，与咽中生疮。黄能涵育真阴，主心中烦不得卧，与百合病吐后，孩子热疮，妊娠胎漏。

《本经》卵白止小儿下泄一语，最宜体会。小儿热泄，只以气清微寒之卵白治之即效。若丈夫则宜于苦寒矣。今人治泄，不知有热壅经隧，水谷不能化赤而直趋大肠一证，概从事于淡渗温燥，读此能无惘然。

猪胆汁

《伤寒论》：少阴病下利脉微者，与白通汤；利不止、厥逆无脉、干呕烦者，白通加猪胆汁汤主之。是胆汁明为干呕烦而加。干呕烦者，少阳木火上冲心胃所致。若但寒，则不烦不干呕也。霍乱下利清谷、里寒外热、汗出而厥者，通脉四逆汤主之。吐已下断、汗出而厥、四肢拘急不解、脉微欲绝者，通脉四逆加猪胆汁汤主之。于四肢拘急下又益之曰不解，必已依法治之而犹不解也。以白通加猪胆汁汤之例推之，其所先与，当即为通脉四逆汤，服之而汗出肢厥如故，更见拘急不解，脉微欲绝，非治之不得其当也。盖四肢为诸阳之本，阴邪充斥于四肢，则阳被阴缚，欲伸不得，投以姜附热药，则阳拒于内，阴争于外，拘急何自而解。夫拘急乃筋脉之收引，筋属肝，肝与胆为表里，其姜附之不任受者，胆为之也。相火不治，君火何能独治。故或为呕烦，或为拘急，此猪胆汁所以并加之也。胆汁苦寒，施于垂绝之微阳，岂尚能堪此。不知其阴中之火，愤而思竞，正非胆汁不靖，故从治亦即正治。抑仲圣用此为至慎矣。少阴寒邪直中，乃阳气暴虚非本虚，且内寓元阳，故当其下利而呕烦，可加胆汁。霍乱亦吐亦下，正中气散乱之际，胆汁甚忌，故必拘急不解，并吐已下断而后加之。且不解者，如故之谓。拘急之始，何尝不宜胆汁，而仲圣不遽用者，又有可旁通以见之者焉。在桂枝加附子汤曰四肢微急，在四逆汤曰内拘急、曰四肢拘急，在芍药甘草汤曰微拘急，皆不用胆汁；独拘急而至不解则用之，非以其苦寒伤正而慎之乎。乃张隐庵谓胆汁能起肾脏之汁，资心主之血。果尔，则仲圣方当不止一二见矣。何不察之甚哉。

胆藏肝叶，病每相连，医家亦多连称。否则偏注于肝，动云肝气肝阳，鲜有别之为胆病者。然肝为阴经，胆为阳经；肝为风木，胆为相火。凡见上升与火之证，肝必挟胆，或竟属胆病。李濒湖谓猪胆去肝胆之火，此即余从治亦正治之说，第与肝并举之耳。成无己则谓通脉四逆加胆汁，是补肝而和阴，又称肝而不及胆。以两说权之，李自较胜于成。刘潜江却扬成而抑李。曰：予见一医治或泻或止，每以猪胆汁炒黄连柴胡和他药用之遂止，不以胆汁炒则不应。若不有以补肝，令血和而风静，仅如时珍所云平肝胆之火，则黄连辈何以鲜功。甚矣刘氏之闇也！胆汁与姜附并用，语人以胆汁是正治胆火，人固未必肯信。今以胆汁与柴连偶，去胆汁即不应，则不啻胆汁自表其功矣。何则？胆汁苦寒而滑，极利大便。若是肝泻，自应加胆汁而泻作，何以无胆汁则泻反不止，非所谓肝病挟胆者欤。治肝以连，是以寒胜热，以苦燥湿也。治胆以胆，则平胆中壮火以扶生气，不使随肝下走也。治肝而不治胆，所以无效。况柴胡为少阳药，显系相协以挽少阳之气。成氏之说，凿空无据，刘氏辄从而和之，医道诚难言尔。

猪肤

少阴之热，上为咽痛，以少阴同气之物而留连于上以除热，非猪肤莫任。故医家多用此取效，而仲圣猪肤汤实开其先，今试以鄙说备一解焉。下利、咽痛、心烦，皆少阴病，惟胸满疑涉少阳，不知少阴脉之支别，从肺出络心注胸中。下利既泄其肾阴，其虚阳之上乘者，遂得因中土无权，纷扰于经气所到之处，而致咽痛与胸满心烦。以其虚而非实，故胸满不至于痛，不必用攻陷之剂。此时伏邪初发，尚未由血及气，亦无事于苦寒伤正。猪水畜而肤甘寒轻浮，自能从上引下而客热以平。然下利非湿也，非加白蜜，不足以润燥益阴。患见于上下则宜建中，非加白粉熬香，不足以悦脾振困。此证无与于少阳固矣，而邹氏更以痉病用大承气汤有胸满字，为涉阳明之据，又岂足为训欤。

羊肉

羊之为物，古说至赜，或谓火畜礼月令及周官庖人注，或谓土畜《淮南子》时则训及吕览孟春注，或谓西方之牲贾子胎教篇，或谓土木之母《淮南子》时则训，五行已占其四；而自愚思之，即谓之水畜亦何恧焉。羊以西北方产者为美，有长髯可当长髯主簿之目古今注。又好登历山崖倾仄处，略无怖意，其肾气之充固，非他畜比。惟于五行咸具中，以得火土之气为尤多。故仲圣用治寒疝腹痛与产后腹中㽲痛，取其气热味甘，足以温脾缓中。而药之能温脾缓中者尚有之，兹何以非羊肉不可，则以证不独在脾，羊肉正不独治脾也。《素问》病名心疝，少腹当有形，又任脉为病，男子内结七疝，寒疝即七疝之一，何能于肾无与，即仲圣之大乌头煎、抵当乌头桂枝汤，皆治寒疝腹痛，皆用乌头。乌头者，外驱寒湿，内温肾阳者也。《外台》乌头汤，且以治寒疝发作时令人阴缩。况胁痛里急，明是寒袭厥阴，产后血虚，无不下寒。小建中汤虽治腹痛，岂能愈此大证。兑为羊，兑卦二阳在下，一阴居上，羊盖具刚很之性易大壮疏，而能于阴中化阳者。寒疝乃肝肾之阴，同受寒累。羊肉温脾缓中，而肝肾之虚寒，亦得其温补之益，故用之是证，最为切当。其必与归姜协力以成功者，羊肉能于阴中化阳，不能散阴中之寒邪，此归姜辛温之能事，谓为羊肉之前驱可也。

阿胶

阿胶为补血圣药，不论何经，悉其所任。味厚为阴，阿胶之味最厚，用必以补，不宜补者勿用。白头翁汤加阿胶，则曰下利虚极。内补当归汤，则曰去血过多加阿胶。仲圣、孙真人皆有明训。然非填补比，不得与熟地山药同论也。阿胶以济水黑驴皮煎炼而成，性易下行，且滑大肠，于下利非宜。何以白头翁加甘草阿胶汤治下利？不知此乃滞下之热痢，正借其滑利之功。故张洁古加减平胃散治热痢，以脓多而用之。渴者非热烁其液，即下焦阴液不上朝。阿胶不能清热而性下行，何能止渴；乃猪苓汤治发热而渴，又治下利而渴，证不宜阿胶而偏佐以阿胶。不知此皆因热而渴而利，水畜于中而热与水得，液既大伤，更与以猪苓辈淡渗燥劫之物，液不几涸矣乎。佐阿胶所以润液而救猪苓辈之偏，非治其渴与利也。推之黄土汤燥湿，鳖甲煎丸破结，温经汤行瘀，大黄甘遂汤下血逐水，亦断非滋柔浊腻之阿胶所能为力。盖其补血润液而下行，不致掣燥湿、破结、行瘀、下血、逐水之肘，且能辅其不逮，故有需于阿胶。若执黄土汤诸方，而以燥湿各事责阿胶，则何异扪烛扣盘之见矣。

犀角

犀角一物，或谓胃药，或谓心药，或谓性升，或谓性降，或谓取汗最捷，或谓治血与经旨不合。夫毒物入土即化，牛属土而犀角黑中有黄花，黄中有黑花，虽水畜未尝不秉土德，谓为胃药无愧。释名：心纤也，所识纤微无不贯也。犀角中有白星彻端，夜视光明，谓为心药无愧。其角长而且锐，空而通气气味苦酸而兼咸寒，故能至极上极下，亦能至极内极外，其实非升非降，不发汗，不逐实，心胃药而不专走心胃，血药而不泛治血证。观《千金》《外台》两书，用犀角之证，在上者有之，在中在下者有之，在表者有之，在里者有之，无分于上下表里，而总惟血热而有毒者宜之。诸家之说，不免皆有所偏。

论犀角之精者，必首推邹氏。然谓用犀角必外有表证而兼肌肤有故，乃其所引《外台》诸证，则并无表证。夫表证者，有表邪宜发汗之谓，犀角与麻黄并用有之，不能专任以发汗。邹氏又以《金匮》升麻鳖甲汤无犀角为无表证，《外台》治喉痛有犀角为有表证，而升麻鳖甲汤证非无喉痛，不解何以疏舛若是。

邹氏引魏培之犀角是倒大黄之戏语，鬯[①]发大黄治火之自中及下，犀角治火之自下及上，义至精矣，而犹有未尽者。《本经》大黄主下瘀血，犀角主解百毒，就此绎之，大黄除血分之热结，是逐而下之；犀角除血分之热毒，是解而散之。大黄不言解毒，是热结于虚处，致用多在肠胃。犀角不言下瘀，是热淫于实处，致用多在肌肤。大黄之味至苦，色至黄，性复猛厉，自能逐物而下。犀角灵异之品，无论何处，遇毒辄赴，谓其自上而降，自下而升，则誉之不当矣。

陆九芝[②]《世补斋医书》犀角升麻辨，看似精详，细核之则疏舛殊甚。升麻代犀角，孙真人《千金》方已有此语，不始于朱奉议《活人书》。二物皆中空通气入阳明经，味苦能发，故《本经》皆主解百毒。然升麻主气，犀角主血。升麻升阳气而解毒，犀角清血热而解毒。原有不同，似未可以相代。不知孙真人用犀角之方不一，独于伤寒杂治门木香汤，则云热毒盛者加犀角，无犀角以升麻代之。盖其所治疮烦疼，是阳气为阴邪所郁，故方中用木香等辛温宣阳之药，热盛则有毒。升麻能解毒而升阳亦无所妨，故可以代犀角。朱奉议以此法施于犀角地黄汤等方，固宜见讥于陆，而陆实亦不能无误。提邪外出引邪内陷之说，由来已久，愚何敢辟以臆见；独是仲圣《伤寒》《金匮》两书，发表攻里，分别甚严。即在阴经而用汗法，非兼见太阳脉证，则必邪在于表在于

① 鬯：通“畅”，通达。

② 陆九芝：即陆懋修，字九芝，元和县（今江苏苏州）人，清代名医。著有《世补斋医书文集》《不谢方》《伤寒论阳明病释》。

上。若邪离本经入他经，则治以他经之药，邪得药而自解，非提出之，使他徙而后解也。其邪虽不在里而不得用汗法者，仲圣又常反复叮咛以致意，此皆凿凿可证者。陆氏亦知提邪外出之非发汗不外出乎，可以发汗之邪，邪本在表在上，未闻有从里从下提而出之以发其汗者。或谓升麻之名，以升得之，自属以升为治。不知所谓升麻者，为能升阳气于至阴之下也。周慎斋[①]云：凡生病处，皆为阴为火，为阳气不到。升麻升阳气以愈病，非提邪气以离病，不得并为一谈。至于引邪内陷，只可谓之致，不可谓之引。凡无病之处，先为药伤，邪因乘虚而入，是为药误所致，非如物交物之得以相引。若寒药治寒病，热药治热病，可谓邪为药引矣。然此是滋蔓以益其本病，非陷入而别有变病。陆引喻氏[②]论赵某室人，误用犀角领邪攻心一案，以明犀角非胃药之据。夫犀角误用，为祸诚烈。谓犀角非胃药，则其测犀角何浅。又以犀角治热入血室，为能从至幽至隐拔邪外出，故谓之升。微论犀角之治邪，非拔邪也。从至幽至隐以升拔其邪，亦无此治理。仲圣治热入血室用小柴胡汤，似乎升矣。不知《伤寒》《金匮》两书论此证诸条，惟续得寒热发作有时一条，主小柴胡汤，且将发作有时句复沓言之，明示人以非有此证，不用此汤。盖肝胆二经，互相为用。热虽入于肝脏，寒热如疟，则邪不离乎少阳，以小柴胡汤和解之，最为合拍。是柴胡尚属和法，犀角更何足言升。乃活人书，谬于仲圣经水适来昼日明了暮则谵语如见鬼状为热入血室一条，增加宜小柴胡汤五字，竟视小柴胡汤为治热入血室之通剂，可谓粗疏之至矣。

或诘余曰：子言提邪外出之证，必邪之在表在上者，乃《寓

① 周慎斋：即周之干，字慎斋，宛陵（今安徽宣城）人，明代名医。著有《慎斋遗书》《医家秘奥》。

② 喻氏：指明末清初名医喻昌。

意草》载周信川患休息痢，喻氏以逆流挽舟之法，提内陷之邪，从表出而愈，何子之执滞也。余曰：逆流挽舟之说，后人多非之；其实非提邪出表，且与仲圣有暗合之处，可两下研核而知也。喻氏痢疾论云：下痢必从汗先解其外，后调其内，此治痢初起之要诀，学者所宜切记。至失表而成久痢，邪已深入，云用逆流挽舟之法，引而出之于外，则不知其挽从何处。若从极下逆挽而上，显犯少阴病在里不可发汗之戒，引喻过当，不无流弊。《金匮》下利脉反弦发热身汗者自愈一条，喻氏以此下利为久痢，非用逆挽之法，无以得此。夫弦为少阳之脉，寒利得之，自属病气将退阳气来复之征。喻氏强题就我，凭空结撰，实不可为训。然则以此法治周信川休息痢而愈者何也？病者年已七十有三，面目浮肿，肌肤晦黑，别无他状，非阳虚阴盛而何。痢有冷热两种，此当是冷痢而湿重热轻。因其阳气下陷，与湿热相搏，故脉沉数而有力。喻氏谓阳邪陷入于阴者非也。病在肠胃，与少阴无涉。以仲圣阳明病与小柴胡汤取汗之法比例求之，彼为上焦不通，津液不下，胃因不和，故不大便。此为邪壅肠胃，津液不布，传化无权，故久痢不止。彼以小柴胡汤和解其外而濈然汗出，此以人参败毒散升散其里而皮间得润。小柴胡汤本方无取汗之文，服之而汗出者，其上焦通也。休息痢本不能发汗，服人参败毒散而亦似有汗者，升阳以化湿，阴阳和而谷味熏肤充身也。因人参败毒散虽有人参，究属劫剂，故改用补中益气汤而始收全功，方中柴胡参草姜枣，即小柴胡汤去芩夏。彼为挟热，此为挟寒；彼宜通，此宜固；故芩夏无所用之。又凡仲圣治寒利之方，不杂一下走之药，甚或用石脂余粮以固下，葱白以升阴义详葱白，喻氏则外以布卷垫定肛门，使气不下泄，内服汤以升举之。得仲圣意而不呆用仲圣之方，非明哲那能如是。虽然，仲圣亦逆流挽舟以治利耳，而喻氏用之，谓为提邪出表，得毋有不察者存乎。

两头尖即牡鼠屎

鼠善穿而屎为下输之秽物，头尖则锐，故借以导秽浊之邪有奇效。《别录》同葱豉煎服，治时行劳复。夫时行病愈之后，热邪之未尽者，必伏于阴分，随人气壮而消，气乏而作。缘劳复病无不发热，治宜散宜泄而不宜补，葱豉所以散之于表，鼠屎所以泄之于里。豉以肾谷蒸罯[①]而成，其用为由阴达阳。鼠屎则降浊以升清也。仲圣枳实栀子豉汤治劳复，以枳栀泻上中之热使下行，淡豉搜下伏之热使上解。《别录》意亦犹是，初无大异。《活人书》[②]更以葱豉鼠屎与枳栀合并成方，则虑之惟恐不周矣。仲圣烧裩散治伤寒阴阳易，导其热从前阴而出。《活人书》师其意立豭鼠粪汤，以出黏汗取效。盖韭根臭浊入心，气辛达表，与鼠粪同用而多于鼠粪，则能使阴分感受之邪，悉举而泄之于表。治阴易不治阳易者，以二者皆阳药，能消阴不能泻阳也。叶香岩治淋浊用两头尖，亦从此脱胎。

乱发

发亦名血余，古以男子年近二十无疾病者，剪顶心发烧研入药。故《本经》名发髲，功用与乱发无异。乱发乃梳栉[③]下发也，以皂角水洗净晒干，入罐固济，煅存性用。

---

① 罯（ǎn）：覆盖。

② 《活人书》：伤寒著作。指宋代名医朱肱所著《无求子伤寒百问》，后经修订改为《类证活人书》，又因医圣张仲景是河南南阳人，故又改为《南阳活人书》。后世简称《活人书》或《活人百问》。

③ 栉：本义为梳子和篦子等梳理头发用具的总称。用作动词，指梳理。引申指清除。

水出高原，故肾华在发。发者血之余，血者水之类。此滑撄宁注素问语也。而《本经》发髲主五癃、关格不通、利小便水道，若移滑语作此疏，亦确不可易。仲圣猪膏发煎治黄疸与阴吹正喧[1]，以猪膏润燥，乱发引入下焦血分，消瘀通关格利水道。滑石白鱼散，乃利小便之重剂。病不专在气分，滑石利窍驱湿热，不辅以白鱼乱发血中之气药，则膀胱之水道犹不得利。凡仲圣用血余，与《本经》正如符节之合，后世因《本经》有自还神化一语，不得其解，遂附会其说，或谓补真阴，或谓益水精，曾是通关格之物而能有补益之实者耶。《别录》合鸡子黄煎之消为水，疗小儿惊热百病。鸡子甘温育阴，本治小儿虚热之妙品。血余得之，则变峻逐为宣鬯，而阴分之积热以解，痰逆以平。以此法涂热疮，小儿及产妇亦俱宜。古方元精丹，则以血余配入首乌等一切补肾之药，为便后脱血之良方。此皆得制剂之道，而血余乃有功而无过，非血余之本能然也。鼻衄以血余烧灰，吹之立止，即齿血便血与诸窍出血，烧灰送服，亦无不止。此盖色黑止血，而血余更以血入血，故应如桴鼓。要不可忘其为消瘀之厉剂也。

人尿童男者尤良

李濒湖谓人尿入胃输脾归肺，下通水道入膀胱，皆其旧路，是当为利水之妙品。而方书俱不主利水，良以咸寒入血，不兼走气，能益阴清热消瘀而不能利水。不能利水，故于益阴清热消瘀愈显其用。寇宗奭谓此物性寒，不宜多服。朱丹溪则力辟其非，至引八十老妇常服人尿而健以为证。不知人之禀赋不齐，遇阳有余而阴不足之人，原得其益。若阳虚与血虚无热者，岂能相宜。

① 喧：本义为声音大而嘈杂。引申指显赫的样子。

仲圣白通加猪胆汁汤，内有人尿，所以平呕烦，泻阴中之阳。葛稚川葱豉汤，内有人尿，所以防温邪之伤阴，或阴分之寒已化热，皆取其咸寒清热。惟系曾经腑脏输化之物，与人身阴气相得，非他物咸寒可比。故治产妇血晕，与夫劳嗽血渗入肺，吐血衄血，骨蒸发热，中暍昏闷，折伤跌仆，致有灵验。余亲串中有一妇，曾于产后血晕，饮童尿而瘥，后乃以童尿殒命。盖此妇本阳虚之体，迨体肥于前，阳虚亦更甚于前，家人狃于前效而用之，适以取祸。寇氏性寒之说，顾可忽乎哉。